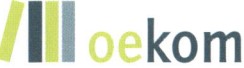

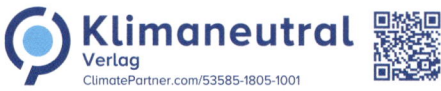

Selbstverpflichtung zum nachhaltigen Publizieren

Nicht nur publizistisch, sondern auch als Unternehmen setzt sich der oekom verlag konsequent
für Nachhaltigkeit ein. Bei Ausstattung und Produktion der Publikationen orientieren wir uns an
höchsten ökologischen Kriterien. Inhalt und Umschlag dieses Buches wurden auf 100 Prozent
Recyclingpapier, zertifiziert mit dem FSC®-Siegel und dem Blauen Engel (RAL-UZ 14), gedruckt.
Alle durch diese Publikation verursachten CO_2-Emissionen werden durch Investitionen in ein
Gold-Standard-Projekt kompensiert. Die Mehrkosten hierfür trägt der Verlag.

Mehr Informationen finden Sie unter:

http://www.oekom.de/allgemeine-verlagsinformationen/nachhaltiger-verlag.html

Bibliografische Information der Deutschen Nationalbibliothek: Die Deutsche Nationalbibliothek
verzeichnet diese Publikation in der Deutschen Nationalbibliografie; detaillierte bibliografische
Daten sind im Internet über http://dnb.d-nb.de abrufbar.

2. Auflage, 2019
© 2017, oekom verlag München
Gesellschaft für ökologische Kommunikation mbH, Waltherstraße 29, 80337 München

Mitarbeit: Jesko Habert
Lektorat: Christoph Hirsch, oekom verlag
Gestaltung+Illustrationen: buxdesign, www.buxdesign.de
Korrektorat: Maike Specht

Bildnachweis:
Shutterstock: 6, 24, 36, 37, 46/7, 58, 66/7, 68/9, 78r, 79, 84/5, 90, 98l, 100/1, 110, 124/5,
132/3, 142/3, 146l, 147, 150/1, 154/5, 156/7, 169r; Fotolia: 22, 34, 38/9, 40, 44, 64, 70, 78l,
82, 88/9, 96, 98r, 99, 106/7, 114, 122/3, 128/9, 130, 131, 136, 144/5, 146r, 160, 166, 168, 169l,
170/1; wikipedia: 67r, 172; stocksy: 28, 48, 72

Druck: Friedrich Pustet GmbH & Co. KG, Regensburg

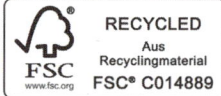

ISBN 978-3-86581-836-2

INHALT

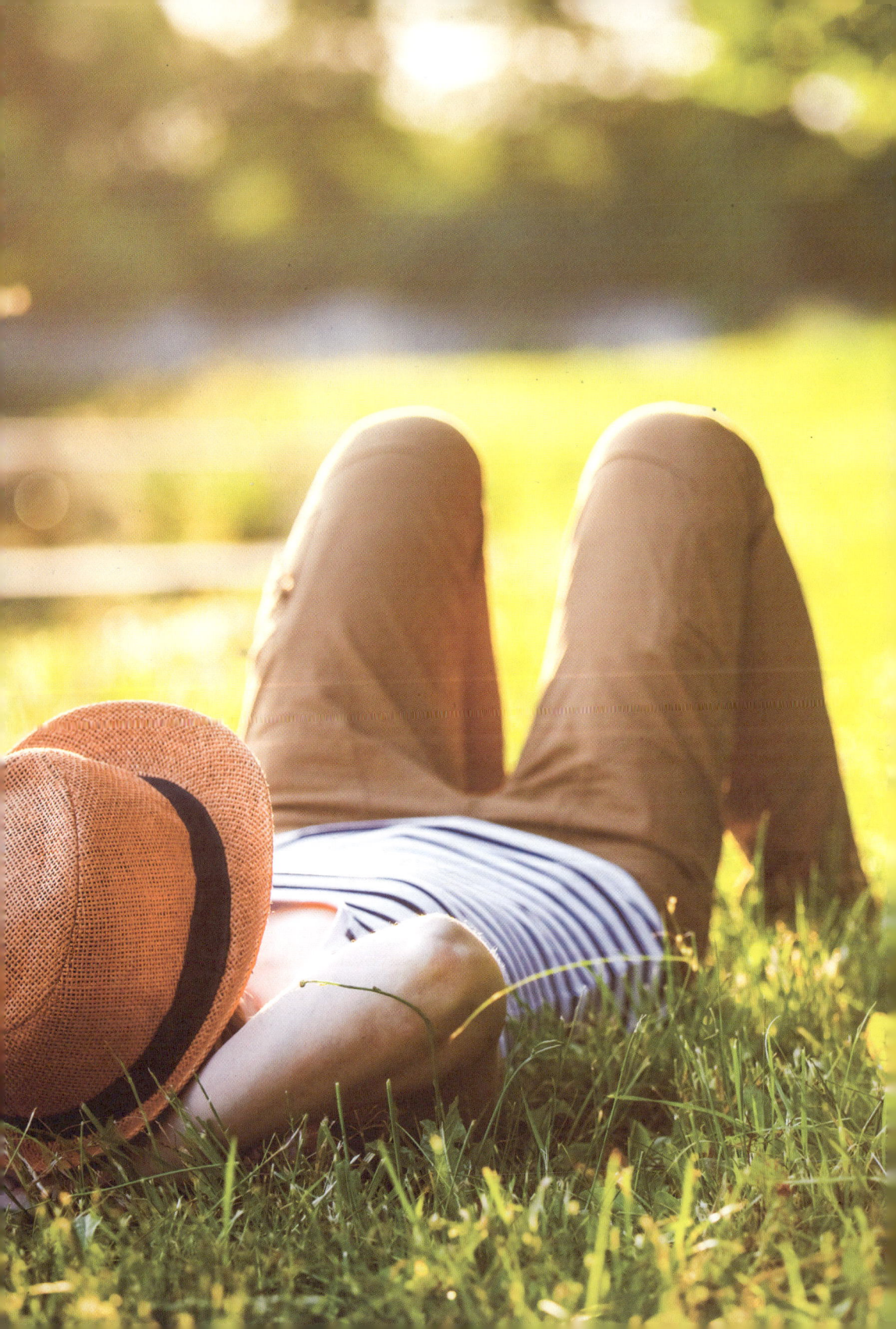

WARUM ÖKO?

Beginnt Nachhaltigkeit im Kopf? Ja! Müssen wir alles mit viel Aufwand ändern? Nein! Oft ist Nachhaltigkeit nicht mehr als eine »Kultur des Lassens«; wer dies nicht als Verzicht empfindet, sondern als ein Entrümpeln des Lebens, das manchen zu voll geraten ist, hat schon viel erreicht. Vieles muss man aber gar nicht »lassen«, nur »anders« machen. Was möglich ist, davon möchten Ihnen die folgenden Seiten ein Gefühl vermitteln. Ganz zum Schluss präsentieren wir unsere persönlichen Top Five.

WIE DAS BUCH FUNKTIONIERT

»Einfach öko« ist Titel und Motto dieses Buches. Es möchte Sie dabei unterstützen, möglichst einfach nachhaltiger zu leben. Denn wirklich jede(r) kann etwas tun – weder sind wir machtlos, noch ist alles »alternativlos«. Und: Nachhaltigkeit ist *nicht* gleichbedeutend mit Spaßverzicht! Ganz im Gegenteil: es gibt attraktive Alternativen für viele unserer Handlungen. Lassen Sie sich überraschen, es gibt mehr Dinge, die Sie tun können, als gedacht!

Nachhaltigkeit quer durch die Wohnung

Das Buch »Einfach öko« führt Sie Raum für Raum durch Ihre Wohnung oder Ihr Haus. Von der Küche über das Arbeitszimmer bis zum Balkon oder Garten zeigen wir Ihnen, wo Sie anpacken können. Energie, Ernährung, IT und Elektronik, Reisen, Kleidung ... – Sie erhalten für alle relevanten Alltagsbereiche wertvolle Tipps und hilfreiche Informationen. Ohne erhobenen Zeigefinger, aber immer mit dem globalen Zwei-Grad-Ziel vor Augen (siehe Seite 10 f.), werden die verschiedenen Tipps in Relation gesetzt: Tatsächlich ist es hilfreich, keine Plastiktüten zu verwenden, viel wichtiger ist jedoch, was darin landet (siehe Seite 46 f.) oder auf welche Weise Sie zum Supermarkt kommen (siehe Seite 56 f.).

Ganz wichtig: Wir wollen keine Vorschriften machen, sondern praktische Entscheidungshilfen bieten, die es Ihnen leichter machen, Einkaufen, Wohnen oder Mobilität nachhaltiger zu gestalten. Das Buch will informieren, aber auch unterhalten, indem mit manchem Öko-Mythos aufgeräumt und gezeigt wird, was wirklich Sinn macht und hilft.

Komplexes Thema – einfaches Konzept

Jedes Kapitel beginnt mit sechs Ideen beziehungsweise Anregungen für den jeweiligen Raum: Wo im Bad oder im Wohnzimmer verbirgt sich Potenzial für Ökofüchse? Diese sechs Tipps sind jeweils nach Umsetzungsaufwand und Umweltwirkung bewertet (siehe z. B. Seiten 30 ff.). Die »Gewusst-wie«-Seiten (z. B. Seiten 42 f.) präsentieren Tipps, die wirklich was bringen und sich auf den ersten Blick erschließen; die »Gut? - Besser!«-Seiten (z. B. Seiten 38 f.) räumen mit Mythen auf, die sich hartnäckig halten. Grafiken bieten so manche Hintergrundinformation zu umweltrelevanten Themen.

Die wissenschaftliche Grundlage

Nachhaltigkeit umfasst viele Bereiche. Für dieses Buch spielen Klima- und Umweltschutz, soziale Aspekte wie zum

Beispiel Arbeitsbedingungen, der Ressourcenverbrauch sowie die Artenvielfalt und das Tierwohl eine Rolle. Die verwendeten Informationen, Daten und Ökobilanzen stammen aus Untersuchungen vom Umweltbundesamt, der Stiftung Warentest und weiteren renommierten Instituten aus dem Umweltbereich, wie dem Öko-Institut oder dem Institut für Energie- und Umweltforschung (ifeu) sowie Berechnungen der Autoren. »CO_2« steht in diesem Buch als Stellvertreter für alle klimaschädlichen Gase wie Kohlendioxid, Methan oder Lachgas, jeweils umgerechnet in die Klimawirkung von Kohlendioxid (CO_2). Beim Stromverbrauch wird in der Regel von einem 3-Personen-Haushalt ausgegangen, der im Jahr im Schnitt 2.900 Kilowattstunden bei einem Preis von 29 Cent/kWh verbraucht.

Das Buch will die Größenordnung darstellen, wie sehr sich ein Aspekt auf Umwelt und Klima auswirkt. Dazu liefern wir Ihnen klare Zahlen. Diese sind vielfach Abschätzungen auf der Basis fachlicher Grundlagen.

Das Bewertungssystem

Eine Orientierung über die Wirkung eines Tipps und den damit verbundenen Aufwand bieten die Bewertungen. Ihnen kann keine wissenschaftliche Genauigkeit zugrunde liegen, da z.B. der Aufwand, sich umzugewöhnen oder woanders einzukaufen, für jeden anders ist.

AUFWAND	● ○ ○ ○
WIRKUNG	★ ★ ★ ★

So sind wir vorgegangen: Der Mehraufwand wurde von gering (z.B. Siegel beachten, Informationen umsetzen) bis sehr hoch (über vier Stunden, doppelt so teuer) geschätzt und entsprechend mit einem bis vier Symbolen bewertet. Bei der Wirkung orientieren wir uns zum einen an der CO_2-Ersparnis (unter 25 kg pro Kopf/Jahr bis über 250 kg), zum anderen an Vorteilen wie sozialen Verbesserungen oder Ressourcenschonung. An den »Top wirksam-Buttons«, die über das Buch verteilt sind, erkennen Sie die Tipps, die besonders wirkungsvoll sind.

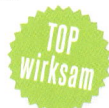

9

WARUM ÖKO?
EIN PAAR FAKTEN ZUM EINSTIEG

Es gibt gute Gründe, sich für eine bessere (Um)Welt einzusetzen. Die Welt kann mehr Menschen brauchen, die versuchen, umwelt- und klimagerechter zu leben, die sich für Mitmenschen, Tiere und Pflanzen engagieren. Das sagen uns die Experten (siehe Seite 16 f.), darüber berichten die Medien und wir spüren es selbst: Mehr Wetterextreme infolge des Klimawandels auch in unseren Regionen, Menschen auf der Flucht vor Krieg (und zukünftig den Folgen der Klimaveränderungen) suchen bei uns Schutz, immer noch gibt es Hunger, Armut und schlimme Arbeitsbedingungen auf der Welt.

Auch wenn das bedrückende und ernste Themen sind, wir können Sie beruhigen: Öko werden muss nicht mühsam oder von Verzicht geprägt sein. Es kann positive Energien freisetzen und spart im besten Fall ordentlich Geld. Doch zunächst ein paar Fakten zum Einstieg.

Der Klimawandel

Seit Beginn der Industrialisierung um 1880 hat sich die Erde um mehr als 0,8 Grad Celsius erwärmt, der Meeresspiegel stieg um etwa 19 Zentimeter. Verursacht wird der Klimawandel durch mehr Treibhausgase in der Erdatmosphäre. Diese lassen das Sonnenlicht zwar hinein, die Wärme aber nicht vollständig wieder hinaus. Verantwortlich sind überwiegend wir Menschen: Kohlendioxid (CO_2) entsteht bei der Verbrennung fossiler Energieträger wie Erdöl, Erdgas und Kohle, noch stärker klimawirksam sind Methan und Lachgas, die vor allem in der Landwirtschaft frei werden, sowie fluorierte Gase.

Rückgängig können wir den Klimawandel nicht mehr machen, aber verlangsamen. Als gerade noch beherrschbar gilt eine Klimaerwärmung um maximal 2 Grad Celsius gegenüber vorindustriellen Werten. Im Dezember 2015 bekannte sich die Weltgemeinschaft bei der Klimakonferenz in Paris nach jahrelangen Verhandlungen erstmals völkerrechtlich verbindlich zu diesem Ziel und vereinbarte sogar Anstrengungen, um die Erderwärmung auf 1,5 Grad zu begrenzen – ein klares Signal für notwendiges Handeln. Um das Ziel zu erreichen, müssten die globalen CO_2-Emissionen drastisch sinken: Nach Berechnungen des Weltklimarates bis 2050 um 40 bis 70 Prozent gegenüber 2010, auf nahe Null im Jahr 2100. Die Welt muss also treibhausgasneutral werden. Doch davon sind wir bislang noch meilenweit entfernt. In Deutschland waren es 2014 immerhin 28 Prozent weniger Emissionen als 1990. Weniger vorbildlich sind (noch) die CO_2-Emissionen pro Kopf. Mit 11 Tonnen jährlich liegen wir zwar besser als die USA, die allein an energiebedingten CO_2-Emissionen auf rund

16 Tonnen kamen, aber weit über den 2,7 Tonnen, die zur Einhaltung des »Zwei-Grad-Ziels« und gerechter Verteilung der verbleibenden Aufnahmekapazität der Atmosphäre für alle Erdbewohner jetzt schon nur zur Verfügung stehen. Als langfristig verträglich gilt sogar nur eine Tonne CO_2 – auch für Vollblut-Ökos heute noch nicht vorstellbar. Studien zeigen aber, dass einiges machbar ist. Mit Anregungen und Tipps wie in diesem Buch sind Einsparungen in der Größenordnung von bis zu 5 der 11 Tonnen CO_2 (und rund 1.000 Euro) jährlich möglich – ohne gleich das ganze Leben umzukrempeln.

Wie nachhaltig leben wir?

Der Klimawandel ist nicht das einzige Umweltproblem auf der Welt. Der Ressourcen-, Wasser- und Flächenverbrauch und damit unser »ökologischer Fußabdruck« liegt über dem, was die Erde langfristig zur Verfügung stellen kann. 1,6 Erden bräuchten wir derzeit, um unseren weltweiten Bedarf zu decken. Würden alle Länder unseren Lebensstil übernehmen, wären sogar mehr als 3 Planeten nötig.

»Nachhaltig« meint demgegenüber den pfleglichen Umgang mit der Erde, und zwar so, dass künftige Generationen in ökologischer, wirtschaftlicher und sozialer Hinsicht nicht in ihren Zukunfts-

möglichkeiten gefährdet sind. In diesem Buch greifen wir viele Aspekte nachhaltige(re)n Lebens auf, schauen also neben dem Klima auch auf andere Umwelt- und soziale Folgen. Welches Produkt, welche Handlung wie viele Ressourcen braucht und welche Emissionen, Abfälle und Umweltauswirkungen über den ganzen Lebensweg verursacht werden, zeigen CO_2- bzw. umfassendere Ökobilanzen. Solche Bilanzen ersparen wir Ihnen – aber sie liegen unseren Tipps zugrunde.

Ihr Start in einen nachhaltig-leichten Lifestyle

Starten Sie mit unserem Test (Seite 12 ff.) und legen Sie dann los. Wählen Sie Tipps, die zu Ihnen passen. Jeder Tipp bewegt etwas. Sie werden mit ein paar lieb gewordenen Gewohnheiten aufräumen, aber nicht ihr Leben umkrempeln müssen. Vieles geht nebenbei und hat weitere Nebeneffekte: Es spart Geld (durch weniger Strom- und Gasverbrauch, gelegentlich einen Konsumartikel weniger), gibt Ihnen das gute Gefühl, Vorreiter zu sein, etwas für die Zukunft von Kindern und Erde zu tun, und belebt Diskussionen am Tisch und mit Freunden. Am meisten bringen Änderungen natürlich bei den »großen Brocken« Wärme, Mobilität und Konsum, denn jedes Produkt trägt seinen jeweiligen Rucksack.

SUPERHELD ODER ÖKO-GANGSTER?
FINDEN SIE'S RAUS!

Wie viel Öko steckt in Ihnen? Sind Sie schon Superheld oder noch Öko-Gangster? Machen Sie den Test! Beantworten Sie die folgenden Fragen. Die Auflösung und die zu vergebenden Punkte finden Sie auf den Seiten 182/183, Ihr persönliches Ergebnis auf der nächsten Doppelseite.

1. Kaffee oder Tee? Was ist besser fürs Klima?
a. Ganz klar Tee. Da braucht man pro Tasse viel weniger von der Teepflanze.
b. Fürs Büroklima ist auf jeden Fall Kaffee besser.
c. Solange ich nicht in Tee und Kaffee bade, muss ich mir da keine Gedanken machen.

2. Was schätzen Sie, wie viel Plastik landet jedes Jahr im Meer?
a. Eher wenig. Es werden vor allem ein paar Plastiktüten vom Strand ins Wasser geweht.
b. Bis zu zehn Prozent der weltweiten Kunststoffproduktion oder 30 Millionen Tonnen im Jahn
c. Mehr als die Hälfte von dem, was produziert wird. Also über 150 Millionen Tonnen. Es wird einfach viel Müll direkt ins Meer gekippt.

3. Ist das Klima noch zu retten?
a. Mir egal, wir wohnen auf dem Berg. Da kann der Meeresspiegel lange steigen.
b. Das ist eh längst zu spät, darum spielt auch Klimaschutz keine Rolle mehr für mich.
c. Das ist schon noch zu schaffen, es muss sich aber weltweit einiges ändern.

4. Was ist besser: Einweg- oder Stoffwindeln?
a. Ganz klar Stoffwindeln: Säubern, waschen, trocknen – kein Müll.
b. Ganz klar Einweg: Der Kunststoff, der die Nässe aufsaugt, brennt in der Müllverbrennung ganz toll und erzeugt so Wärme und Strom.
c. Für die Umwelt sind beide etwa gleich.

5. Die beste Ökobilanz hat Milch ...
a. ... im Einweg-Tetra Pak.
b. ... in der braunen Milchflasche mit Pfand.
c. ... im Schlauchbeutel aus Kunststoff.

6. Wie gut kennen Sie Ihre Waschmaschine?

a. Wir kennen uns, seit ich Kind war. Ich habe sie beim Auszug von meinen Eltern mitgenommen.

b. Meine neue Liebe! Sie hat A^{+++} und die Trommelgröße passt perfekt zu dem, was ich wöchentlich wasche.

c. Meine Waschmaschine ist ein Tramp. Ich habe sie gebraucht gekauft.

7. Woher stammt Ihr Strom?

a. Aus der Steckdose. Woher sonst?

b. Schon seit Jahren vom Ökostromanbieter.

c. Den mache ich selbst. Die paar Watt für meinen Haushalt kommen von der Solaranlage auf dem Dach.

8. Hühnchen, Schwein oder Kalb – Was essen Sie am liebsten?

a. Das esse ich alles nicht. Ich bin Vegetarier.

b. Ganz egal, Fleisch ist mein Gemüse. Ohne eine ordentliche Portion Fleisch ist ein Essen kein Essen.

c. Ich bin vor allem gegen diese tierquälerische Massentierhaltung. Bei uns gibt es wenig Fleisch, und wenn, dann möglichst aus Bio-Haltung.

9. Sind Sie ein Technik-Freak?

a. Ich bin bekennender Technik-Fan: Ich muss immer die neuesten Geräte und Gadgets haben, egal ob Riesen-TV, Videoplayer, Soundanlage, Tablet, Smartphone ...

b. Da bin ich eher Purist: Laptop und Smartphone ersetzen bei mir zunehmend Fernseher, Fax, Scanner, Telefonanlage und Fotoapparat. Einen Festnetzanschluss habe ich schon lange nicht mehr.

c. Ich bin ein Analog-Freak. Ich schwöre auf meinen Plattenspieler.

10. Wie kaufen Sie ein?

a. Ich nehme, worauf ich gerade Lust habe und was billig ist.

b. Eine Mischung aus konventionellen und Bio-Produkten.

c. Vegan, regional, saisonal und ausschließlich Bio.

11. Was tun Sie für die Umwelt?

a. Nix. Was der Einzelne macht, bringt sowieso nichts. Das muss die Politik regeln.

b. Ich frage mich bei jedem Schritt: Wie kann ich persönlich die Umwelt entlasten? Umweltpolitik und Klimazirkus: Das ist doch nur Show und bring sowieso nix.

c. Ich nehme Rücksicht, wo ich kann, unterstütze Umweltgruppen und würde keine Partei wählen, der Umweltschutz nicht wichtig ist.

12. Geizen für die Umwelt – welcher Tipp spart Geld?

a. Leitungswasser trinken statt stilles Mineralwasser schleppen und kaufen.

b. Essen so planen, dass ich nichts wegschmeißen muss.

c. Second-Hand einkaufen.

AUSWERTUNG

0 – 30 Punkte: Öko-Gangster

Das ist Ihr Buch! Sie haben noch wenig mit »öko« im Sinn und werden daher jede Menge Sachen finden, die für Sie total neu sind. Sehen Sie's positiv: Niemand wird schneller vorankommen als Sie, fast alles, was Sie von nun an anders machen, verbessert Ihre Öko-Bilanz. Das ist ein Grund zum Feiern – Bio-Champagner aus dem Moseltal wäre dazu der perfekte Einstieg! Und ja: Empfehlen Sie das Buch unbedingt in Ihrem Freundeskreis weiter!

31 – 60 Punkte: Interessierter Laie

Die Grundlagen sind gelegt; beim Gebäude Ihres Wissens steht schon mal das Erdgeschoss – darauf lässt sich aufbauen. Sie finden, dass Umwelt und Klima »irgendwie wichtig« sind, wollen »eigentlich« auch nachhaltiger leben, wissen aber nicht so recht, was man im Detail richtig oder falsch machen kann. Von alten Gewohnheiten – oder der guten alten Waschmaschine – können Sie sich nur schwer trennen. Vermutlich befürchten Sie, dass Sie sehr Vieles ändern müssen, denn Genuss und Konsum sind wichtige Aspekte in Ihrem Leben. Klar, wird es ganz ohne Änderungen nicht gehen, es ist aber mit großer Sicherheit einfacher als Sie denken.

61 – 99 Punkte: Side-Kick

Dieses Buch haben Sie wahrscheinlich selbst gekauft – oder von jemandem bekommen, der Sie wirklich gut kennt. In der großen Show des Umweltwissens wären sie zwar nicht der alleswissende Moderator, aber die Rolle des Side-Kicks würden Sie souverän ausfüllen. Sie können mit Begriffen wie »Jahrestonnen CO_2« und »Klimarelevanz« jonglieren und greifen im Einkaufsregal automatisch zur richtigen Verpackung. Für Klima und Umwelt machen Sie schon einiges – fliegen kaum noch, verzichten hin und wieder mal auf Fleisch, kaufen öfter auch mal bio.

Über 100 Punkte: Superheld

Sie sind unser Held und Weltenretter. Nachhaltigkeit ist für Sie schon ein großes Thema und Sie sind bereit, viel dafür zu tun. Mit dem Fahrrad kommen Sie von A nach B, Sie ernähren sich vegetarisch, die neueste Mode ist Ihnen schnuppe. In Ihrem Freundeskreis und unter Kollegen haben Sie schon den ein oder anderen neugierig gemacht, es Ihnen gleich zu tun (oder den geplanten Inlandsflug durch eine Bahnfahrt zu ersetzen). Bei Ihnen können wir nur hoffen, dass Sie in diesem Buch noch Neues finden werden. Wenn nicht: Ärgern Sie sich nicht, sondern verschenken Sie das Buch an einen Freund oder guten Bekannten! Aber passen Sie auf, dass Sie ihren Freunden nicht irgendwann auf den Wecker gehen. Sie wissen ja: Weniger ist mehr.

Und jetzt?

Entspannen Sie sich. Egal, wie Sie Ihr Leben führen und wie viel oder wenig Sie bereits tun, in der Summe trägt jede Kleinigkeit dazu bei, dass wir klima- und umweltgerechter leben. Sich selbst unter Druck zu setzen und ein ständiges schlechtes Gewissen zu haben schadet Ihnen mehr als dass es nützen könnte. Wem es schwer fällt, seine Ernährung zu ändern, dem gelingt es eventuell leichter, seinen Urlaub umweltgerechter zu planen. Modefans können sich auf nachhaltige Kleidung umstellen, auf Siegel achten und häufiger auf Flohmärkten stöbern als in der Mall. Wer Ökostrom bezieht, kann sich auch mal eine Flugmango gönnen. Technikbegeisterte tüfteln am Smart Home oder der solarbetriebenen Heizanlage.

Wenn der Einzelne etwas tut – entspannt und undogmatisch – inspiriert er andere, ihm nachzueifern. Laden Sie zu einem vegetarischen Abendessen ein, verschenken Sie Mehrweg-Coffee-to-Go-Becher, oder erzählen Sie vom entspannten Urlaub mit der Bahn. Je mehr sich für das Thema interessieren und umweltbewusst einkaufen, desto eher stellen sich Unternehmen und Industrie darauf ein. Und dann wird es wiederum für den Einzelnen leichter, seinen Alltag nachhaltiger zu gestalten. Lassen Sie sich von diesem Buch inspirieren.

EXPERTENMEINUNG

Lässt sich mit »nachhaltig leben« etwas bewirken?

Warum sollten wir etwas an unserer Lebensweise ändern?

Deutschland ist eine der führenden Industrienationen. Das ist das Fundament unseres großen materiellen Wohlstandes, geht aber einher mit immensem Rohstoff- und Energieverbrauch. Wir leben jedoch in einer begrenzten Welt. Rohstoffe, Wasser, Atmosphäre, landwirtschaftliche Fläche, Artenvielfalt unserer Erde sind endlich und setzen uns nicht vorhandelbare ökologische Grenzen. Ein »Weiter so« wie bisher ist angesichts des fortschreitenden Klimawandels und endlicher Ressourcen keine Option. Der notwendige Strukturwandel unserer Energieversorgung und Rohstoffnutzung ist zweifelsohne eine gewaltige Aufgabe – doch letztlich ohne Alternative. Deutschland hat sich politisch verpflichtet, nachhaltig, also dauerhaft umweltverträglich, zu wirtschaften und Klimaschutzziele umzusetzen.

Reicht es, nur auf Effizienz zu setzen, oder müssen wir uns zusätzlich auf Tugenden wie Genügsamkeit besinnen?

Effizienzsteigerung hat vielfach Geräte und Produkte umweltverträglicher, energieeffizienter, spritsparender gemacht. Diese Erfolge werden jedoch zunichtegemacht, wenn gleichzeitig die Verkaufsmengen weiter steigen. Neue Lebensstile finden vielfach Sympathie. Schwieriger ist es, tatsächlich anders zu leben und das richtige Maß bei Wohnen, Essen, Reisen zu finden. Im Grunde darf dann jeder Erdbewohner nur gleich viel verbrauchen. Schwellen- und Entwicklungsländer sind derzeit eher auf dem Weg, unser Wohlstandsmodell zu übernehmen, mit seinen Folgen für Umwelt und Klima. Und wer wollte es ihnen verdenken, haben wir es doch jahrzehntelang als erstrebenswert vorgelebt.

Müssen nicht viel mehr Industrie und Politik handeln als ich selbst?

Alle müssen handeln und Veränderungen ausprobieren, jeder in seinem Bereich. Zudem sind die Handlungen von Industrie, Politik und jedem Einzelnen eng miteinander verbunden. Die Politik, das sind in demokratisch regierten Ländern schließlich wir alle. Gleiches gilt für die Industrie: Es wird produziert, was gekauft wird, und gekauft, was produziert wird. Veränderungen brauchen Zeit – in der Demokratie und der Industrie. Der Weg ist unumgänglich, aber mühsam und langsam – wir sehen das bei den internationalen Verhandlungen zum Klimaschutz. Jeder Einzelne kann jedoch sofort etwas ändern und damit Vorreiter werden. Schließlich gilt für uns alle: Nur wenn wir alle die ökologischen Grenzen respektieren, erhalten wir auch die Basis unseres Lebens und Wirtschaftens.

Kann unsere Gesellschaft trotz unserer Ansprüche nachhaltig werden?

Der Wandel zu einer nachhaltigen Industriegesellschaft ist vorstellbar und durchaus machbar. Notwendige Voraussetzungen sind der Aufbau einer weitgehend regenerativen Energieversorgung und einer Kreislaufwirtschaft, in der Abfälle als Sekundärrohstoffe weitgehend wieder eingesetzt werden. Bei allem hilft natürlich, wenn wir insgesamt weniger Energie und Rohstoffe verbrauchen. Doch auch wenn wir unseren Ressourcenverbrauch weitmöglichst reduziert haben, kann die Belastbarkeit der Erde erschöpft sein. Dann müssen wir auch über unser Modell des Wirtschaftswachstums nachdenken und uns fragen, was darf wachsen, was muss schrumpfen. Deutschland kann Vorreiter und Vorbild sein, die nachhaltige Industriegesellschaft mit den notwendigen Produkten und Technologien, Dienstleistungen und Lebensstilen zu entwickeln.

PROF. DR. MARTIN FAULSTICH
war bis 2016 langjähriger Vorsitzender des Sachverständigenrates für Umweltfragen der Bundesregierung (SRU). Er engagiert sich für den Wandel zu einer nachhaltigen Industriegesellschaft.

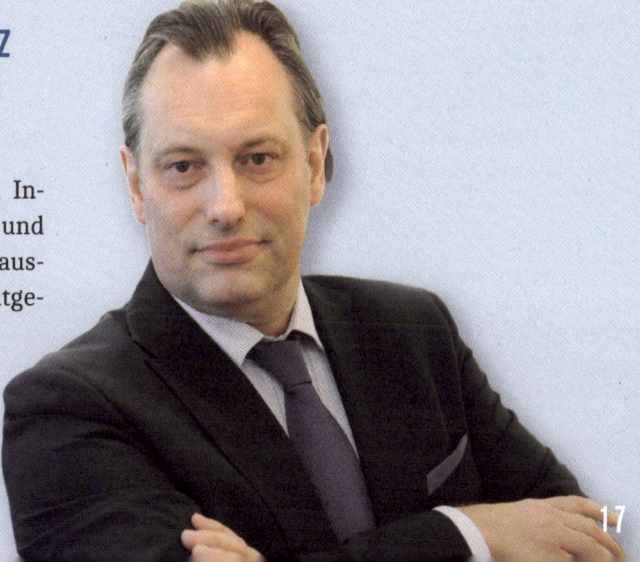

WAS KANN ICH ERREICHEN?
BESSER LEBEN ALS MISTER-ALLES-EGAL

Aber was bringt das, wenn ich zu Hause im Namen des Klimaschutzes Margarine statt Butter aufs Brot streiche, weniger Fleisch esse und alle Tricks kenne, mit denen ich den Stromverbrauch in den Keller drücke? Wenn doch gleichzeitig immer mehr Menschen immer mehr fliegen, wenn Kohlekraftwerke nicht abgeschaltet werden und dank Online-Shopping die Kleinlaster die Städte verstopfen?

Was kann der einzelne erreichen? Zunächst: eine Menge. Ob Sie drastischen Raubbau an der Welt treiben oder deutlich besser dastehen als der Mensch in der Masse, das liegt tatsächlich ganz bei Ihnen.

Beispiel: Sie verdienen gut, leben alleine in einem 90 Quadratmeter großen Haus, fahren unter der Woche mit dem SUV ins Büro und am Wochenende aufs Land, essen viel Fleisch. Im Urlaub gönnen Sie sich regelmäßig »Traumhafte Fernreiseziele zu unschlagbaren Preisen« und erleben »die große weite Welt« – wie es bei den Reiseanbietern heißt –, dann steigen Ihre klimaschädlichen Emissionen schnell auf 25 bis 30 Tonnen im Jahr. Das ist dann mehr als doppelt so viel wie die elf Tonnen, die der Durchschnittsdeutsche verursacht.

Die Alternative: Die Sache mit Umwelt und Klima ist Ihnen nicht egal! Sie wollen dazu beitragen, die Welt zu retten.

Aber Sie sind auch kein Öko-Revoluzzer, Sie können und wollen sich nicht kasteien und ein Leben als Umwelteremit führen. Also leben Sie mit Ihrer Familie in der Stadt und haben sich (sei es als Mieter oder Eigentümer) die Wohnung auch danach ausgesucht, dass der Energieverbrauch gering ist. Sie haben natürlich längst auf Ökostrom umgestellt. Sie kaufen oft saisonale und gesunde Bio-Ware und sind in der Stadt natürlich mit Rad, Bus und Tram unterwegs – auch weil es schneller ist. Ein Auto leihen Sie sich gelegentlich. Statt Flugreisen schätzen Sie die Bahn. Sie haben nicht das Gefühl, dass es Ihnen materiell an irgendetwas fehlen würde, oder? Und dennoch haben Sie mit ein wenig Achtsamkeit (und den Tipps aus diesem Buch) ihre CO_2-Emissionen schon auf fünf oder sechs Tonnen CO_2 pro Jahr gedrückt – also halb so viel wie der Durchschnitt und leicht fünf Mal weniger als Mister-alles-egal.

Aber fünf Tonnen Klimagas (und entsprechend der Verbrauch von Rohstoffen) sind eben noch nicht genug. Das allein stoppt den Klimawandel nicht. Und man musst nicht besonders bösartig oder zynisch sein, um zu sagen: Dann ist es doch auch egal; selbst wenn jeder Mensch in Deutschland »einfach öko« lebt, sind es immer noch viel zu viel Klimagase und Umweltverbrauch. Stimmt: Fünfmal zu viel, um genau zu sein. Denn:

als langfristig klimaverträglich gilt ab dem Jahr 2050 nur ein Wert von einer Tonne CO_2 pro Kopf und Jahr.

Grund zur Panik? Ja, schon. Manche Menschen in Europa, Amerika, China, Japan und allen industrialisierten Ländern haben sich über Jahrzehnte einen Goldenen Käfig des (überflüssigen) Luxus gebaut, aus dem sie nicht nur durch ein bisschen Bioeinkauf ausbrechen können! Und die Frage ist völlig berechtigt, ob die Welt mit weniger Verschwendung und mehr Erneuerbaren Energien den Umschwung zur Nachhaltigkeit schafft. Technisch wäre das möglich. Aber sind die Menschen bereit, umzusteuern?

Genau hier kommt das persönliche Engagement doppelt zum Einsatz: Wenn Sie Leuten wie Mister-alles-Egal zeigen, dass Sie mit Ihrem Lebensstil auf nichts verzichten müssen, was wirklich wichtig ist, dann nehmen Sie dem Mann (oder oft genug auch der Frau) die Angst vor dem Wandel. Denn die lehnen so einen Öko-Umbau oft genug ab, weil sie (wenig Ahnung in der Sache und) Angst haben, dann wieder wie die Steinzeitmenschen in der Höhle leben zu müssen.

Und natürlich erreicht kein Land der Welt den Umbruch, wenn die Menschen die Veränderung nicht unterstützen: Nicht nur bei den täglichen Entscheidungen, sondern auch damit, welche (Umwelt-) Gruppen und Verbände Sie unterstützen und welchen politischen Konzepten Sie ihren Segen an der Wahlurne geben.

Darum gehört zur kleinen persönlichen Ökobilanz auch das Engagement zu einem besseren Großen-und-Ganzen: Wenn ein paar wenige sich im Öko-Biedermeier einrichten, bringt das fast nichts. Nur wenn Sie auch beim Umsteuern helfen, werden eines Tages Kohlekraftwerke abgeschaltet, rollen Elektroautos mit Ökostrom und die Preise fürs Fliegen werden so hoch, dass sie die Wahrheit über ihre schädlichen Umweltauswirkungen sagen. Dann – und nur dann – werden wir nachhaltig.

Der persönliche Einfluss auf's Klima
(Tonnen CO_2 pro Jahr)

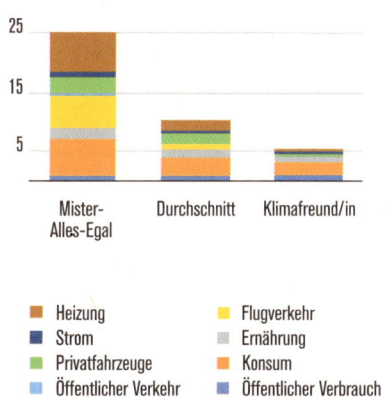

Quelle: UBA CO_2-Rechner, Stand Dezember 2015; eigene Berechnungen

EXPERTENMEINUNG

Vom Wissen zum Handeln – beginnt Nachhaltigkeit im Kopf?

Keine Plastiktüten, aber in den Urlaub fliegen – beruhigen wir uns mit Kleinigkeiten, um an anderer Stelle nicht verzichten zu müssen?

Man blendet kritische Einwände tatsächlich besonders gerne aus, wenn diese Sachen viel Freude machen. Für mich ist es eines der besten Beispiele, dass gerade junge Leute ihr Taschengeld gerne für Billigklamotten ausgeben, obwohl sie wissen (müssten), dass das in Sachen Nachhaltigkeit und Fairness kaum vertretbar ist. Wir haben verschiedene, sich widersprechende Bedürfnisse in uns: etwa den Anreiz, sich ständig mit angesagter Kleidung zu zeigen. Und gleichzeitig den Anreiz, gerecht und umweltfreundlich zu handeln. Oft kommen die wohlwollenden Motive nicht gegen unsere Lustgefühle an. Dann gewinnt der Bauch gegen die Einsicht.

Also verzichten wir auf Plastiktüten und fliegen in den Kurzurlaub?

Auf Einweg-Plastiktüten zu verzichten fällt uns leicht. Es geht uns nichts verloren, wenn wir auf Stoffbeutel oder Papiertüten umsteigen. Aber auf die Urlaubsreise zu verzichten würde einen großen Lustverzicht bedeuten. Da unterliegt dann die ökologische Vernunft.

Welche anderen psychologischen Steine liegen uns im Weg?

Es gibt viele verschiedene Gründe für ökologisch falsches Handeln. Es kann daran liegen, dass man nicht genügend Informationen über ein Produkt hat. Nehmen Sie die oft genannten Äpfel aus Neuseeland versus Äpfel aus Südeuropa. Da kommt es auf Transport, Jahreszeit und Anbau der Äpfel an. Wie ein einzelner Apfel genau produziert und transportiert wird, weiß ich als Verbraucherin oder Verbraucher aber meistens gar nicht und kann es auch nicht ohne Weiteres herausfinden. Mit solchen Fragen ist man dann tatsächlich objektiv überfordert. Bei manchen Produkten könnte man solche Hintergründe recherchieren – aber dann ist es schnell eine Frage des Zeitaufwandes, den man nicht investieren will oder kann. Bei vielen Dingen setzt man auch aus Risikoscheu auf Produkte, die man schon länger benutzt. Denn bei einem neuen, als nachhaltig beworbenen Produkt weiß ich nicht:

Stimmt die Qualität? Ist das Preis-Leistungs-Verhältnis gut? Ist es auch wirklich nachhaltig?

Wie motiviere ich mich zu nachhaltigerem Handeln?

Es hilft, sich die Konsequenzen von nicht-nachhaltigem Verhalten vor Augen zu halten. Die positiven Motivationen können bei jedem Menschen unterschiedlich sein: Will ich mich auch als Trendsetter sehen, oder will ich eher im Sinne meiner Kinder möglichst wenig Schaden für die Nachwelt anrichten? Wenn mir meine Motive wirklich wichtig sind, dann macht nachhaltiges Verhalten dem Einzelnen auch Spaß.

Welche Rolle spielen Glücksgefühle beim Konsum?

Glücksgefühle spielen unmittelbar beim Kauf eine große Rolle, gerade bei impulsiv getätigten Anschaffungen. Das hält aber oft nicht an: Die Forschung zeigt immer wieder, dass es Menschen vor allem glücklich macht, wenn sie Zeit mit der Familie und Freunden verbringen können. Denn wenn die materiellen Grundbedürfnisse garantiert sind, führt die Anschaffung von teuren Produkten

meist nicht zu mehr Glück. Gerade bei impulsiven Käufen wird die ganze Aktion anschließend oft sogar bereut. Wenn man zu Impulsivkäufen neigt, sollte man vorher überlegen, wofür man das jeweilige Produkt tatsächlich braucht oder warum man es haben möchte.

PROF. DR. ANJA ACHTZIGER
ist Professorin am Lehrstuhl für Sozial- & Wirtschaftspsychologie der Zeppelin-Universität in Friedrichshafen. Sie erforscht, was Menschen sich vornehmen und wie sie es erreichen – oder auch nicht.

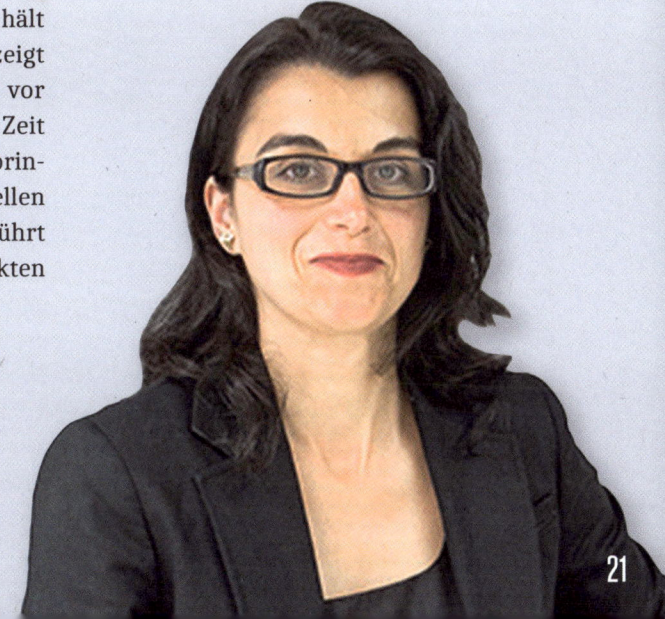

UMDENKEN I
NEUE WERTE STATT NEUE DINGE

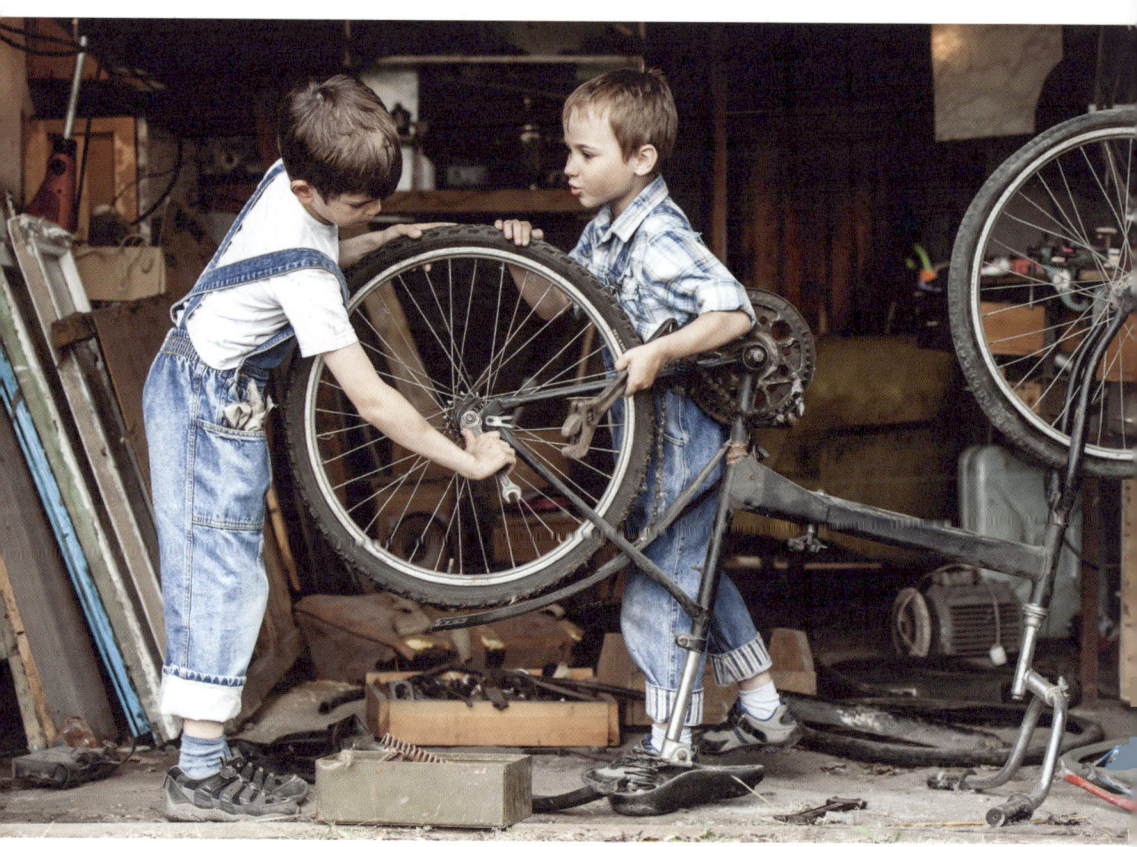

Genug ist genug: Viele, nicht alle, leben im permanenten Überfluss. Wir müssten eigentlich nichts mehr kaufen. Unsere Schränke sind voll. Und hinter jeder Kaufentscheidung steckt ein Abgrund von kleinen und großen Umweltbelastungen. Doch wo für die alte Generation noch galt: »Autos und Fotoapparate teilt man nicht«, kann man heute fast alles leihen und teilen: Auto, Wohnung, Bohr-

maschine. Selbst die Kamera. Schluss mit Kaufrausch und Wegwerf-Wahnsinn! Die im Entstehen befindliche Kultur des gemeinsamen Gebrauchens schickt sich an, die Städte zu erobern. Über das Internet. RepairCafés und Tauschzirkel sind Ausdruck dieser Bewegung, die überall und ganz real vor der eigenen Haustür entsteht – ganz *ohne* kommerzielle Interessen!

Selber machen, gemeinsam handwerken

Angefangen hat es mit dem Hartz-IV-Stuhl des Berliner Architekten Van Bo Le-Mentzel. Das ist ganz einfach – siehe **hartzivmoebel.de**. Inzwischen haben Möbel aus Euro-Paletten die Vorgärten erobert (siehe Seite 171) und schmücken Innenstadt-Lofts, selbst gebrautes Bier boomt, Anleitungen für Lampen, Klamotten, Handys (!) oder Fahrräder gibt es im Netz. Und auch Vorlagen für eigene Produkte aus dem 3-D-Drucker – da wird es dann handwerklich anspruchsvoll.

Gebrauchtes wertschätzen

Die Mutter des Gebrauchtwarenhandels ist der Flohmarkt – früher war das eine Bastion der Hippies, die Nachkriegsgeneration fand ihn anrüchig. Heute florieren abertausende Märkte in Deutschland und haben Ableger hervorgebracht, etwa die Kleidertauschbörsen. Die Umwelt bedankt sich: So wird weniger weggeworfen. Mit eBay hat die Idee »Flohmarkt« längst einen global operierenden Konzern hervorgebracht. Und auf **nebenan.de** werden auch Dienstleistungen und Waren getauscht – wirklich nebenan, im Viertel oder Kiez.

Reparieren statt wegwerfen

Früher war alles besser – zumindest wenn es ums Reparieren geht ist das nicht so ganz falsch. Wenn die Reparaturkosten den Ladenpreis übersteigen, findet man Hilfe in RepairCafés. Hier kümmern sich Engagierte auch um Elektrogeräte, die die Industrie lieber im Abfall sähe, damit weiter und neu gekauft wird. Ihr Weg zum Café um die Ecke: **repaircafe.org**.

Besonders interessant ist Reparieren bei Kleidung: erstens ist es einfach(er), zweitens sind aus den Klamotten Schadstoffe schon lange ausgewaschen; drittens führt Flicken zum begehrten »shabby look« und man kann viertens ein Teil mit hohem emotionalen Erinnerungswert bewahren.

Teilen statt besitzen

Uneigennütziges Teilen gibt es trotz der Kommerzialisierung durch Uber oder Airbnb immer noch: Mehr als fünf Plattformen für privates Carsharing, Wohnungen für die Ferien tauschen auf **haustausch.de** & Co. und die selten benutzte Bohrmaschine wird auf **frents.com** verliehen. Das Netz ist voll davon: Streuobstwiesen zur Selbstbedienung: **mundraub.org**; Lebensmittel teilen: **foodsharing.de**; Sofa anbieten: **couchsurfing.de**. Macht Spaß, spart Geld. Leute kennenlernen inklusive.

UMDENKEN II
MITMACHEN STATT ABWARTEN

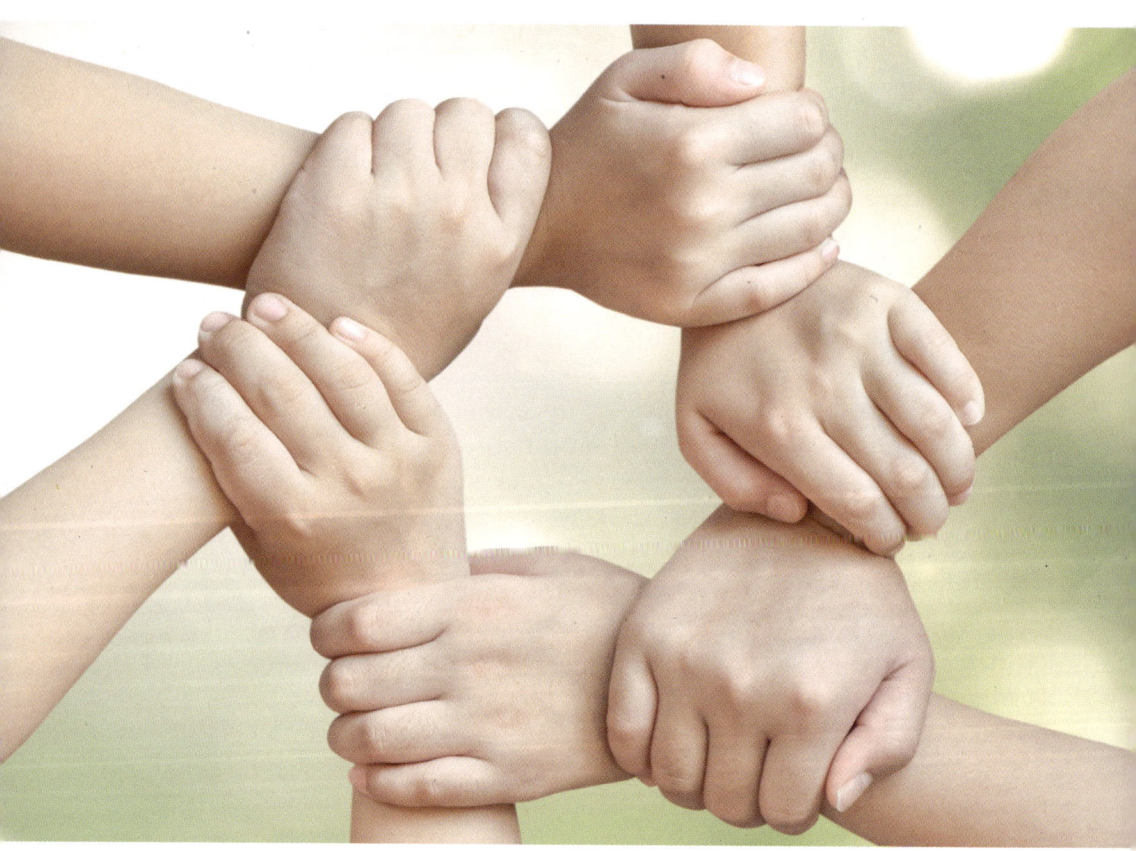

Allein mit verändertem Konsum lässt sich die Welt nicht retten – egal, wie viel Fairtrade-Kaffee getrunken wird. Armut und Umweltzerstörung können damit zwar erheblich gelindert werden. Aktivität ist aber weiter gefragt – sei es als politische Teilnahme, Protest auf der Straße oder als Geld- und Zeitspende für die lokale Initiative.

Selbst das angelegte Geld auf der Bank kann helfen, wenn es nicht in Lebensmittelspekulation und Waffenhandel, sondern in Öko- und Sozialunternehmer investiert wird. Wahre Weltenretter sind daher sowohl bewusste Konsumenten als auch begeisterte Aktivisten. Hier haben wir ein paar Möglichkeiten zum Mitmachen unter die Lupe genommen.

Weitergeben und Gutes tun

Los geht es mit der Pfandflasche, die man natürlich in unseren Großstädten neben den Abfalleimer stellt, wenn gerade kein Spätkauf oder keine Tankstelle sie zurücknehmen will. Weiter geht es mit der kleinen Tauschbörse im Treppenaufgang des Mietshauses, wo Kleider, DVDs und Trödel zum Verschenken angeboten werden. Bücherbänke oder -boxen stehen heute in vielen Stadtteilen an überdachten Orten. In vielen Städten gibt es Gebrauchtkaufhäuser, mancherorts nehmen Wertstoffhöfe ebenfalls gut Erhaltenes zurück, um es einem guten Zweck zuzuführen.

Flüchtlinge aufnehmen

Viele Menschen kommen auf der Flucht vor Krieg (auch mitverursacht durch den Klimawandel) nach Deutschland. In Städten wie München entstehen inzwischen gemischte Studenten- und Flüchtlingswohnheime, um billige Mieten und soziale Integration zu erleichtern. fluechtlinge-willkommen.de ist die private Variante dazu. Die Seite vermittelt freie Zimmer an Geflüchtete und bietet Hilfe zur Finanzierung des Wohnraums über Crowdfunding.

Online-Petition

Wer viel klickt, hilft viel? Nicht immer. In Studien zeigte sich, dass das Unterzeichnen von Online-Petitionen auf change.org oder avaaz.org passiv werden lässt. Grund ist die moralische Balance: Online-Aktivisten ruhen sich im digital Geleisteten eher aus und gehen darum nicht auf die Straße. Dabei akzeptiert der Bundestag höchstens die Petitionen der eigenen Plattform. Und Online-Campaigner wie Campact wissen: Aktivismus funktioniert nur, wenn die Crowd sich auch mal auf der Straße blicken lässt.

Geld anlegen

Was macht mein Geld eigentlich nach Feierabend? Macht es Überstunden in Kohleminen in Südamerika? Oder verdient es sich mit Waffenhandel etwas dazu, um Kriege zwischen irgendwelchen Volksgruppen zu ermöglichen, deren Namen ich noch nicht mal aussprechen kann?

Wer nicht will, dass sich das eigene Geld hinterrücks an zweifelhaften Deals beteiligt, der sollte sein Privat- oder Geschäftskonto zu einer der Umwelt- und Ethikbanken wie der GLS-, Umwelt-, Tridos- oder Ethikbank verlegen. Wenn Sie Vermögen in Aktien und Fonds anlegen, dann können Sie auf die ethischen Bewertungen achten, die unabhängige Gutachter wie oekom research aussprechen. Damit Ihr Geld keine Dummheiten macht.

DIE WIRKLICH GROSSEN BROCKEN
UNSERE PERSÖNLICHEN TOP FIVE

Wo lohnt es sich besonders, anzusetzen? In welchen Alltagsbereichen verstecken sich die 10,6 Tonnen CO_2, die jeder Bundesbürger im Durchschnitt pro Jahr verursacht (und die übrigens nach einer neuen Rechenmethode des ifeu-Instituts auch gut eine Tonne höher liegen könnten)?

Die folgende Grafik zeigt: Beim Konsum lohnt sich Änderung am meisten, dicht gefolgt von der Mobilität. Strom hat den geringsten Anteil am durchschnittlichen CO_2-Ausstoß pro Kopf. »Öffentliche Infrastruktur« beinhaltet z.B. die öffentliche Verwaltung oder das Bildungswesen.

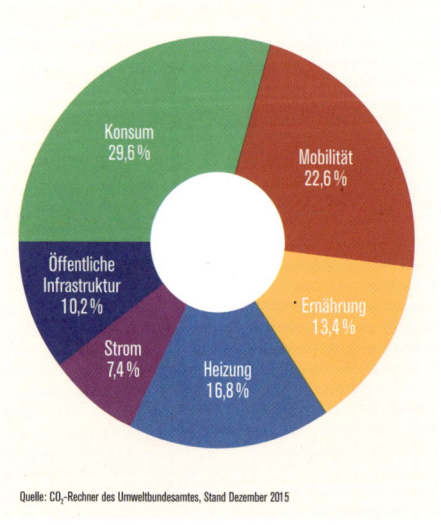

Quelle: CO_2-Rechner des Umweltbundesamtes, Stand Dezember 2015

Verheiz Dich nicht

Viel ist die Rede von Ökostrom. Dabei kommt es im Privaten doppelt so stark auf Ökowärme an. Achten Sie daher beim Mieten oder (ganz besonders) beim Kaufen einer Wohnung darauf, wie gut sie gedämmt ist. Immerhin verbraucht man in einer durchschnittlich isolierten Wohnung rund dreimal so viel Wärme wie in einem Haus, das heutige Standards erfüllt. Von Passivhäusern ganz zu schweigen. Hier kann man jede Menge Energie und Geld sparen – und das ohne auf irgendetwas verzichten zu müssen.

1.000 Sachen sind genug

Weniger ist mehr. Viel mehr. Mehr Platz für einen klaren Kopf. Und mehr Platz für weniger, dafür schönere Lieblingssachen. Rund 10.000 Dinge besitzt ein Durchschnittdeutscher. Wenn es mehr Richtung 1.000 Sachen ginge, wäre das für die allermeisten immer noch mehr als genug. Jedenfalls noch jede Menge zum Aufräumen.

Bye, bye Kohlestrom

Wenn man Ökostrom bei einem Anbieter wie Greenpeace Energy, EWS Schönau, Naturstrom oder Lichtblick kauft, finanziert man damit den Ausbau von Wind- und Solarkraft und schraubt die eigenen CO_2-Emissionen auf einen Schlag um 800 Kilo herunter. Teurer ist das übrigens nicht, sondern meist billiger, wie der aktuelle Preisvergleich zwischen diesen Anbietern und dem eigenen Stadtwerk zeigt.

Vom Guten zuviel: Fleisch

Wir essen zu viel Fleisch, rund 60 Kilo pro Nase und Jahr. Vier Rinder, 46 Schweine und 945 Hühner über ein ganzes Menschenleben gerechnet. Das ist nicht nur schlecht für Umwelt, Klima und Tierwohl, sondern auch für die eigene Gesundheit. 30 Kilo wären gerade noch ok, 15 bis 20 Kilo optimal. Essen wir also weniger Fleisch – es gibt mittlerweile so viele gute Kochbücher, die zeigen wie es anders geht.

Fliegen? Besser nicht …

Mit einem einzigen Flug in die Ferne – Asien, Südamerika, selbst auf die schönen Kanaren – hat man sich schnell die eigene Ökobilanz zerschossen. Schon der Vier-Personen-Urlaub auf Mallorca verursacht allein für den Flug etwa so viel Klimagase wie ein ganzes Jahr Autofahren.

Darum ist es gut investierte Zeit, wenn man bei der Planung des Urlaubs auch noch mal die näheren Destinationen anschaut. Deutschland ist auch ganz hübsch – und ohne lästige Impfungen und Jetlag zu haben. Und mit dem, was an Kulturen, Bergen und Küsten in Euro-pa vom Polarkreis bis kurz vor Afrika zu bestaunen ist, wird man in einem ganzen Leben nicht fertig.

Und wenn es doch irgendwann einmal Indien, Japan oder die USA sein »muss«?! Dann sparen Organisationen wie atmosfair oder myclimate die Emissionen durch gute Projekte an anderer Stelle wieder ein (und erreichen dabei wie nebenbei meist auch noch was für Kinder, Frauen und Kranke vor Ort). Diese Klimakompensationen sind zwar nicht die ganz große Lösung für eine nachhaltige Mobilität (die hat bisher noch niemand). Aber als Einzelner darf man sich durch die Spende in gute Projekte ausgeglichen fühlen. Schon vor dem Urlaub.

Wer zu diesem Thema mehr wissen will, greift am besten zu Frank Herrmanns Handbuch »FAIRreisen« – da gibt es alle Hintergründe und jede Menge Tipps für einen Urlaub, der nur Gewinner kennt.

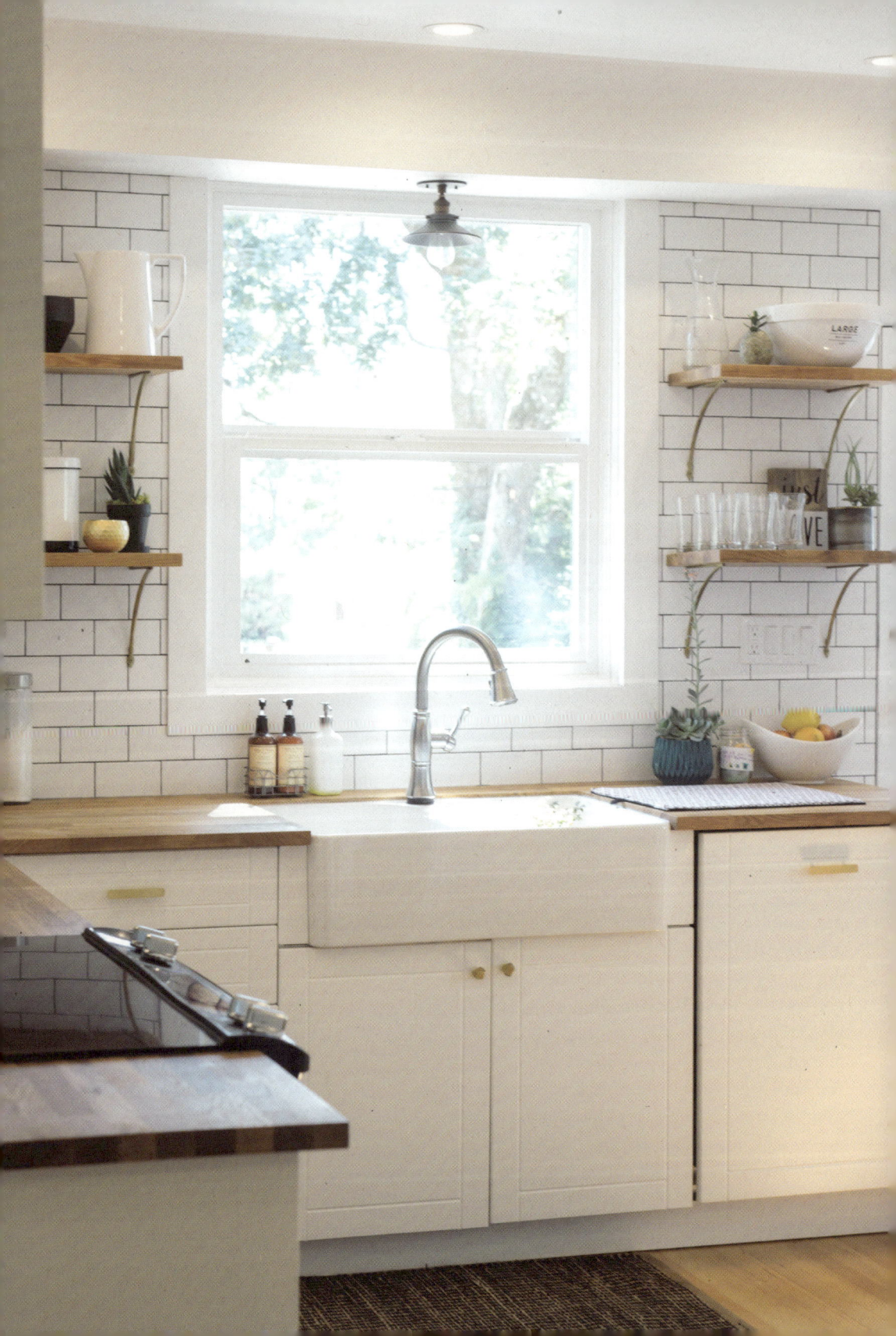

KÜCHE

In der Küche wird gekocht, der Müll getrennt und der Einkauf gelagert. Kühlschrank und Herd bergen Potenziale – für überzeugte Ökos und Sparfüchse. Denn große Haushaltsgeräte brauchen viel Strom. Bei geschickter Gerätenutzung lässt sich in einem Drei-Personen-Haushalt Strom für fast 100 Euro pro Jahr sparen (siehe Seite 42 f.).

An unseren persönlichen CO_2-Emissionen hat der Stromverbrauch aber nur einen Anteil von 7 Prozent, fast doppelt so viel ist es bei der Ernährung. Wichtig fürs Klima ist daher vor allem auch, was wir essen und wie viel davon in den Müll wandert. Daher: bewusst einkaufen, richtig bevorraten und statt Fast Food in Einwegverpackungen lieber selber kochen.

SECHS IDEEN FÜR DIE KÜCHE

Säfte: besser Apfel als Orange

Apfel und Orange sind die beliebtesten Fruchtsaftklassiker. Im Schnitt acht Liter trinken wir jeweils jährlich. Saft aus Äpfeln hat gegenüber O-Saft einen großen Vorteil: Äpfel wachsen bei uns! Apfelsaft aus der Region, am besten noch in Bioqualität setzt ein dickes Ausrufezeichen hinter die persönliche Ökobilanz, denn ein Liter Orangensaft mit 100 Prozent Fruchtsaftgehalt verursacht rund dreimal so viele Treibhausgase wie ein Saft aus heimischen Äpfeln! Stammen die Äpfel von Streuobstwiesen, leistet man sogar noch einen Beitrag zum Erhalt alter Sorten und der Artenvielfalt – und bekommt eine tolle Aufwand-Wirkung-Bilanz.

Wenn ich aber partout Orangensaft will? Dann greife man zum fair erzeugten Saft und unterstützt damit nachhaltigere Produktionsbedingungen. Denn was beim O-Saft zusätzlich zur Entfernung – Brasilien liegt als Weltmarktführer für Orangensaftkonzentrat weit, weit weg – negativ zu Buche schlägt, sind oft auch die Arbeitsbedingungen in den Orangenplantagen: Pestizide können die Gesundheit der oft schlecht bezahlten Arbeiter belasten. Dazu kommt die körperlich harte Arbeit, oft im Akkord. Und wer will das schon unterstützen?

CO$_2$-Fussabdrücke unserer Getränke
(Gramm CO$_2$ pro Liter)

Getränk	Gramm CO$_2$ pro Liter
Leitungswasser	0,35
Schwarztee	200
Mineralwasser	211
Coca-Cola	260
Apfelsaft	300
Bier	450
Kaffee, schwarz	912
Milch	940
Wein, Deutschl.	1.000
Orangensaft	1.040
Wein, Spanien	bis zu 4.000

Quelle: Ökobilanzen, eigene Berechnungen

Gut zu wissen

Eine echte Alternative zur Saftflasche sind Fruchtsaftkonzentrate, die zu Hause mit Leitungswasser aufgefüllt werden. Das spart Flaschen, Müll und viel Aufwand für Transport. Zusätzlicher Vorteil: Das Konzentrat kann ganz nach Geschmack verdünnt werden.

AUFWAND ● ○ ○ ○
WIRKUNG ★ ★ ★ ☆

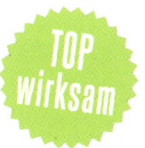

TOP wirksam

Tee-Stunde statt Kaffee-Runde

Kaffee oder Tee? Das ist in erster Linie natürlich eine Geschmacksfrage. Eine kleine Entscheidungshilfe: Grüner oder Schwarzer Tee ist gleich mehrfach klimafreundlicher. Für einen Viertelliter braucht man etwa zwei Gramm Tee, bei Kaffee sind es rund 14 Gramm. Um ein Kilo gemahlenen Kaffee herzustellen, sind 6,5 Kilo Kaffeefrüchte nötig, für ein Kilo Tee nur vier Kilo Teeblätter. Dazu kommt die Verarbeitung, die beim Kaffee mehr Schritte und somit mehr Energie bis zur fertig gerösteten Bohne erfordert. Alles in allem sorgt Kaffee für rund viermal so viel CO_2 wie Tee.

Wer an bessere Arbeitsbedingungen vor Ort denkt, wählt fair gehandelte Produkte; die Umwelt profitiert von Bio-Produkten, unter anderem durch den Verzicht auf synthetische Pestizide. Wesentlichen Anteil an der CO_2-Bilanz heißer Getränke hat das Wasserkochen, daher am besten nur so viel Wasser erhitzen wie nötig. Und Kaffee? Einfach seltener trinken, dann aber bewusst genießen.

Frisch zapfen statt schleppen

Mit dem Auto zum Getränkemarkt und dann die Wasserkiste in den vierten Stock? Es geht leichter, ökologischer und billiger: einfach den Hahn aufdrehen. Wasser aus deutschen Leitungen ist mit 0,2 Cent je Liter konkurrenzlos günstig und obendrein klimafreundlich. Ein Liter Leitungswasser verursacht kaum ein halbes Gramm CO_2. Bei Mineralwässern ist es je nach Verpackung und Herkunft ein Vielhundertfaches.

Bei Geschmack, Qualität und Mineralstoffen lässt sich nicht pauschal entscheiden, ob Trink- oder Mineralwasser die bessere Wahl ist, viel hängt von Wohnort und Herkunft ab. Sicher ist: Leitungswasser ist das am strengsten kontrollierte Lebensmittel in Deutschland und fast überall von sehr guter Qualität.

Informationen hierzu gibt es bei Ihrem Wasserversorger. Belastungen aus Blei oder Kupferleitungen im Haus sind nur noch selten, eine Wasseranalyse bringt Gewissheit. Der Wasserwechsel ist eine wirkungsvolle Maßnahme, die nur eine gewisse Umstellung erfordert – und bei Bedarf einen Sprudler fürs »Kribbeln« im Glas.

AUFWAND ● ● ● ● ●
WIRKUNG ★ ★ ★ ★

AUFWAND ● ● ● ● ●
WIRKUNG ★ ★ ★ ☆

TOP wirksam

Mehrweg hält mehrmals

Noch einen Kaffee für unterwegs? Der Pappbecher »to go« ist zu einer Gewohnheit geworden. Aber seit fast jeder zehnte Kaffee im Gehen getrunken wird, enden in Deutschland jährlich etwa drei Milliarden Becher samt Kunststoffdeckel im Müll. Die Kunststoffbeschichtung der Innenfläche verbraucht zusätzlich Ressourcen und erschwert das Recycling. Die einfachste Alternative ist es, den Kaffee erst am Ziel und dafür aus der eigenen Lieblingstasse zu trinken. Das schmeckt nicht nur besser, sondern erspart auch das stressige Multitasking aus Gehen, Trinken und womöglich noch Telefonieren.

Eine Alternative sind auch isolierende Mehrweg-Behälter. Es gibt sie aus Keramik oder Edelstahl, mal stylisch oder in bester Papp-Optik. Mehrweg spart mit jeder Benutzung Wasser, Energie und CO_2 gegenüber dem Einwegbecher. Die Ökobilanz inklusive Herstellungsaufwand wird umso besser, je länger die Tasse hält und je seltener sie heiß gespült wird. Den Mehrwegbecher also einfach mal kalt spülen, viele Teetrinker spülen ihre Tasse übrigens selten bis nie, des Aromas wegen.

| AUFWAND | ● | ○ | ○ | ○ |
| WIRKUNG | ★ | ★ | ★ | ★ |

Kein Essen für die Tonne

Ab in den Müll mit dem Essen – damit haben viele ein Problem. Zu Recht. Trotzdem »passiert« es immer wieder. 82 Kilo unverdorbene Lebensmittel landen im Schnitt bei jedem von uns in der Tonne, das sind 17 Prozent aller Einkäufe – und das kostet richtig Geld: auf 235 Euro pro Kopf summiert sich der Essensmüll für jeden von uns im Jahr. Und wenn man noch die Müllgebühren hinzuaddiert, lohnt sich der Aufwand fürs Müllvermeiden allemal.

Am häufigsten weggeworfen werden Obst, Gemüse und Backwaren – alles Lebensmittel, die täglich bis zum Ladenschluss in großer Auswahl angeboten werden. Ein Kilo Brot im Müll produziert so viel unnötiges CO_2 wie 3,5 Kilometer Autofahren. Kritisch für die Umwelt ist auch die Vergeudung von Ressourcen wie Wasser, Energie, Dünger, Pestiziden sowie der Verbrauch knapper Flächen.

Die scheinbar unbegrenzte Verfügbarkeit von Lebensmitteln gehört neben dem vergleichsweise niedrigen Preisniveau und schlechter Einkaufsplanung zu den Hauptgründen für unseren nachlässigen Umgang mit Lebensmitteln. Informationen und Tipps gegen das Wegwerfen bietet die Internetseite zugutfuerdietonne.de des Bundesministeriums für Ernährung und Landwirtschaft. Einfach zu kalkulieren ist

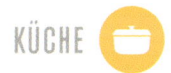

der Energieverbrauch für Essensherstellung, Transport und Lagerung auf der Seite **resterechner.de**. Wer seinen Essensmüll reduziert, dem winken volle vier Wirkungspunkte für die eigene Nachhaltigkeitsbilanz. Um den Aufwand gering zu halten, hilft eine gute Planung: Ein Einkaufszettel auf Papier oder dem Smartphone vermeidet Fehlkäufe und Verlockungen durch Spontankäufe. Rezepte und Apps bieten Ideen für leckere Resteessen.

Auch wichtig: Das Mindesthaltbarkeitsdatum hinterfragen. Es ist einer der häufigsten Gründe, warum Lebensmittel ungeöffnet im Müll landen. Leicht Verderbliches ausgenommen helfen die eigenen Sinne dabei, die Essbarkeit zu überprüfen. Manche Lebensmittel halten durchaus einige Tage länger als angegeben, andere wie Nudeln oder Mehl im Grunde nahezu unbegrenzt. Im Laden selbst verschwinden Produkte teilweise schon vor dem Ablauf des Datums aus dem Regal und landen im Müll. Gerade für den sofortigen Verbrauch also auch kaufen, was bald abläuft oder kleine Schönheitsfehler hat, das ist oft auch im Preis reduziert.

Abfall sortieren

Wer (unvermeidbaren) Müll trennt, tut etwas für die Umwelt. Verpackungen aus Plastik können wieder zu Kunststoffprodukten werden. Das Sammeln im gelben Sack oder den neuen Wertstofftonnen ist daher sinnvoll. Heute landet zwar noch gut die Hälfte unserer Kunststoffverpackungen in einer Verbrennungsanlage (»energetische Verwertung«), statt als Rohstoff weiterverwendet zu werden, aber mehr wird auch gesetzlich (noch) nicht verlangt. Technisch ginge es durchaus besser. Besonders wirkungsvoll ist getrenntes Sammeln bei Altglas und Altpapier. Beides wird fast vollständig wiederverwertet und spart Energie und Wasser. Ein Kilo verwertetes Altglas entlastet das Klima so stark wie der Verzicht auf rund 2,5 Kilometer Autofahrt. Bei Altpapier sind es sogar fast 4 Kilometer. Trennen macht also Sinn, aber fahren Sie nicht für kleine Mengen extra mit dem Auto zum Wertstoff- oder Recyclinghof, das braucht durch An- und Abfahrt die Umweltvorteile Ihrer getrennten Sammlung schnell wieder auf.

VERPACKUNGEN
DER WAHNSINN HAT METHODE

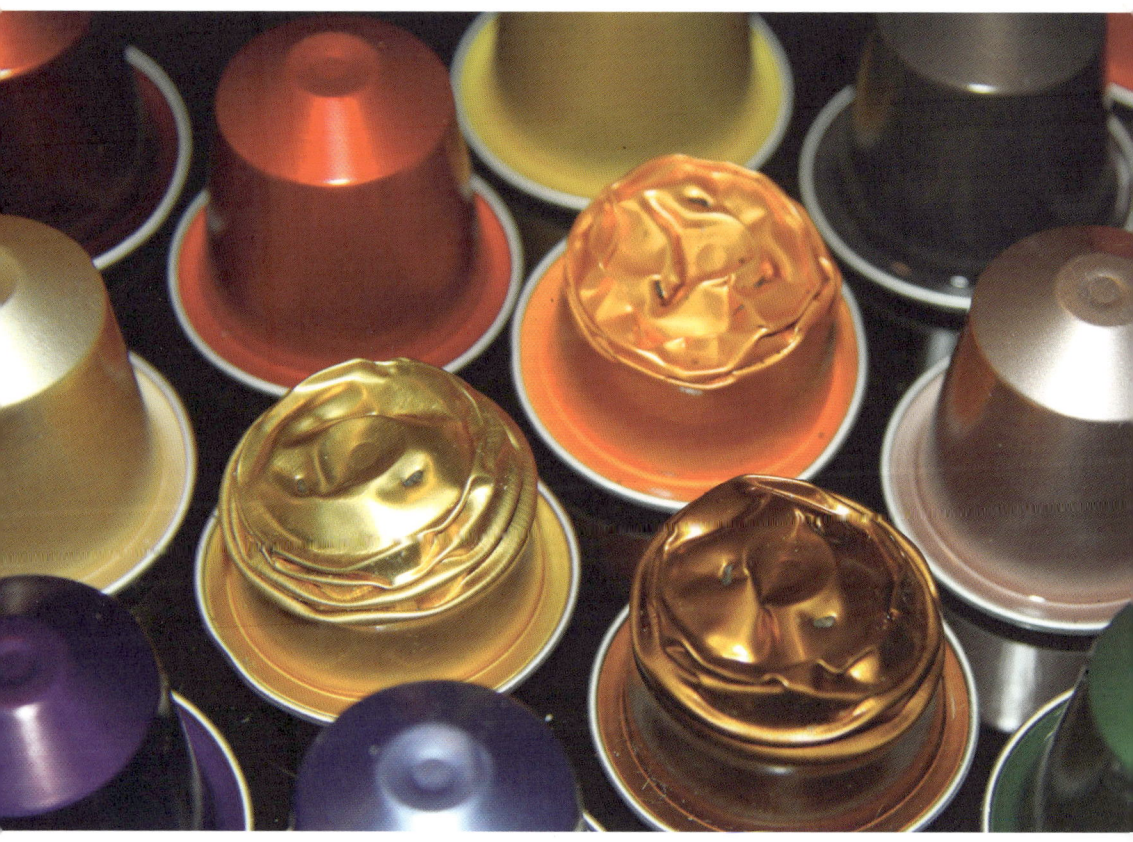

Unsere Ressourcen sind nicht nur begrenzt, wir leben sogar weit über unsere Verhältnisse – und das trotz Mülltrennung, Recycling und immer effizienteren Rohstoffeinsatzes in der Produktion.

Spürbar wird das beim Verpackungsmüll: In den Säcken mit dem Grünen Punkt befanden sich 2014 sage und schreibe 17,8 Millionen Tonnen, das sind 216 Kilo pro Kopf und Jahr ... ein neuer Rekordwert. Und warum? Weil wir unsere »Verzehr- und Konsumgewohnheiten« in den letzten Jahren massiv verändert haben: Laut Umweltbundesamt setzen wir immer mehr auf Einzelportionen statt auf Großpackungen, essen häufiger auswärts und shoppen immer mehr online. Dass es einmal anders ging, zeigt ein Blick zurück. Worauf man heute achten kann, zeigen die nachfolgenden Seiten.

Kaffee-Kapseln

Frischer Espresso auf Knopfdruck: praktisch und schick, aber umweltbelastend. Die Portionsdöschen in buntem Alu oder Kunststoff verursachen jede Menge Müll: 5.000 Tonnen waren es 2014 hierzulande, Tendenz stark steigend. Reine Aluminiumkapseln lassen sich, richtig entsorgt, zwar gut recyclen, benötigen aber viele Ressourcen. Kunststoffkapseln haben schlechte Recycling-Quoten. Teuer ist es auch: pro Kilo Kaffee ein Vielfaches der klassischen Kaffeepackung. Stattdessen lieber frisch aufbrühen, das ist zudem gerade als Trend im Kommen.

Luftig verpackt

Viel Luft steckt in mancher Verpackung. Das Marketing mit großen (Außen-)Verpackungen verfängt, verschwendet aber Material sowie Transportplatz und (ent-)täuscht Kunden. Hersteller nennen es »technisch bedingt« oder entgehen dem Täuschungsvorwurf mittels Sichtfenstern, die offenbaren, wie wenig dahinter ist. Besonders viel Luft wird bei Pralinen und Kosmetika toleriert. Daher beim Kauf Verpackung genau prüfen und möglichst unverpackt oder wenig Verpacktes kaufen.

Bio in Plastik

Wer bio kauft, hat's gern nachhaltig. Oftmals steckt gerade frische Bioware in Plastik, Konventionelles gibt es dagegen unverpackt. Das Argument: So ist beides klar zu unterscheiden – für Kunden und Personal. Da konventionelle Waren den größten Teil des Sortiments ausmachen, ist es billiger und ökologischer, nur die Biowaren zu verpacken. Trotzdem ärgerlich, denn das verschlechtert deren Ökobilanz. Loses findet man auf Märkten und in Bioläden.

Portionspackungen

Viel Abfall für wenig Inhalt bieten Portionsverpackungen. Kleine extraverpackte Mengen sollen Frische garantieren und praktisch zu dosieren sein. Bekannte Klassiker sind Kaffeesahne oder Frischkäse. Wenn kein ernsthaftes Risiko besteht, dass der Inhalt verdirbt, ist das Ressourcenverschwendung. Geöffneter Frischkäse hält im Kühlschrank ca. eine Woche, genauso wie H-Milch für den Kaffee. Besser sind normal große, wiederverschließbare Verpackungen und gute Einkaufsplanung.

GETRÄNKE: AUF DIE VERPACKUNG KOMMT ES AN

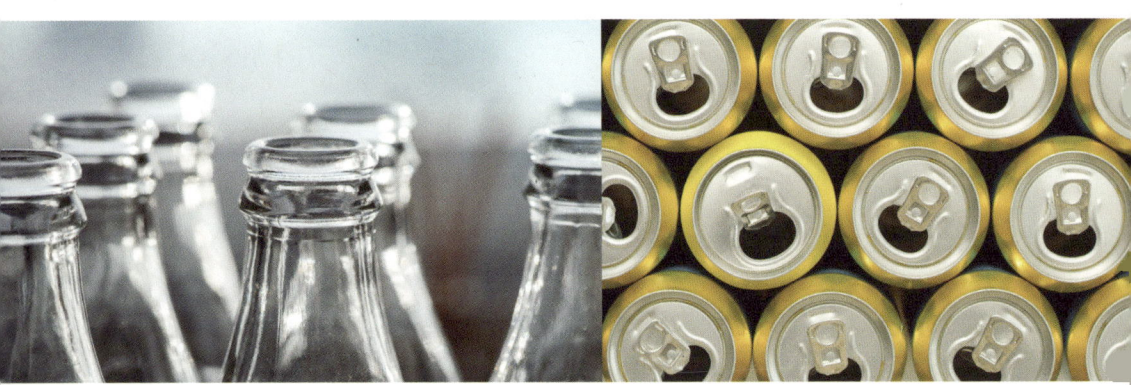

Wir kaufen mittlerweile über die Hälfte unserer Getränke in ökologisch nachteiligen Einwegverpackungen. Vielfach gar nicht wissentlich: Mehrweg und Einweg lassen sich oft nicht gut unterscheiden, denn Pfand ist längst auf beiden. Den Trend zu mehr Einweg fördern auch Billigpreise der Discounter, besonders beim deutschen Lieblingsgetränk: dem Mineralwasser. 70 Prozent der 147 Liter pro Kopf und Jahr trinken wir aus PET-Einwegflaschen. Die gewünschte Mehrwegquote von 80 Prozent erreicht heute nur noch das Bier.

PET-Mehrweg

Kunststoff-Mehrwegflaschen sind Leichtgewichte. Das ist bequem und im Transport ab 200 Kilometer in der Umweltbilanz vorteilhaft ggü. Glas, obwohl PET-Flaschen nur halb so oft wiederbefüllt werden können. Umweltvorteile haben die wieder einsetzbaren Standardformen, z. B. bei Wasser erkennbar an der Aufschrift »Deutscher Brunnen Leihflasche«. Aus PET-Flaschen kann Acetaldehyd entweichen. Die Mengen gelten als nicht riskant, können aber einen süßlichen Geschmack verursachen.

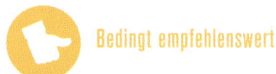 Empfehlenswert

Glas-Mehrweg

Galt früher als nachhaltigste Wahl, liegt in der Ökobilanz wegen des Gewichts aber nur auf Platz zwei hinter PET-Mehrweg. Sogar PET-Einweg kann vorteilhafter sein, wenn große Gebinde mehrerer Glasflaschen ersetzen oder der Abfüllort mehr als 130 Kilometer entfernt ist. Großer Vorteil von Glasflaschen: Sie lassen sich bis zu 50-mal wiederbefüllen, doch die wachsende Zahl verschiedener Flaschenformen erschwert die Zuordnung und führt zu mehr Transporten. Die beste Wahl: regionale Wassersorten.

Bedingt empfehlenswert

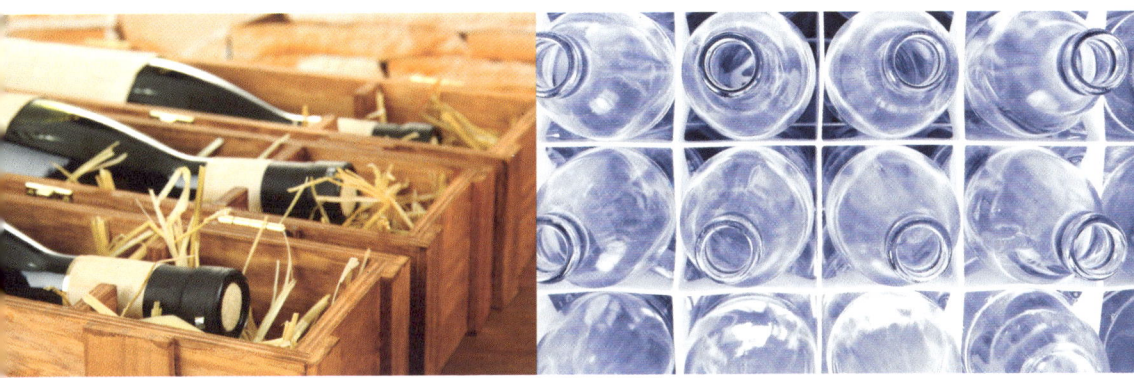

Kartons und Beutel

Wein aus dem Karton ist nicht gerade stilvoll, ökologischer als aus der Einweg-Glasflasche ist er allemal. Die Kartons für Saft, Milch, Wein und Wasser schneiden wegen des geringen Gewichts und der guten Wiederverwertbarkeit kaum schlechter ab als Mehrweg-Glas. Polyethylen- und andere Schlauchbeutel, die als Verpackung für Milch verwendet werden, sind Mehrwegflaschen aus Glas in der Ökobilanz mindestens ebenbürtig. Beide gehören in Wertstofftonne oder Gelben Sack.

Einwegflaschen

PET-Einwegflaschen erkennt schon der Pfandautomat: Hier wird sofort zerquetscht und gepresst. Die PET-Einwegflasche kostet meist 25 Cent Pfand. Pfand und Logo lassen sie als Einmalverpackung erkennen, selbst wenn sie zum Teil im Mehrwegkasten verkauft wird. In der Ökobilanz sind große 1,5 Liter-PET-Einwegflaschen wegen ihres geringen Gewichts fast so gut wie 0,7-Liter-Mehrweg aus Glas. Bei gleicher Flaschengröße gilt: Mehrweg ist ökologisch vorteilhafter, Glas-Einweg daher vermeiden.

Getränkedosen

Seit der Einführung des Dosenpfandes landen sie zwar seltener im Müll oder in der Umwelt, Getränke in Dosen sind aber nach wie vor nicht empfehlenswert. Auch wenn das Aluminium beziehungsweise Weißblech der Dosen grundsätzlich recyclingfähig ist, steckt in Dosen überwiegend Neumaterial, dessen Produktion sehr viel CO_2 erzeugt. Ein Liter Dosenbier verursacht ca. 150 Gramm mehr CO_2 als Bier aus der Mehrwegflasche. Ungünstig sind auch sehr kleine Dosen: viel Müll für wenig Inhalt.

Bedingt empfehlenswert

Nicht empfehlenswert

Nicht empfehlenswert

UNSER TÄGLICHES PAUSENBROT

AUFS WESENTLICHE ACHTEN: ALLZU DICK MIT KÄSE BELEGTE STULLEN SIND NICHT ÖKO. EGAL, WIE WIR SIE VERPACKEN.

IN KUNSTSTOFF-BOXEN?

Die Stulle für unterwegs lässt sich in einer Plastikdose bestens transportieren, auch die Wiederverwendbarkeit spricht für die Box. Ökologisch ist sie dennoch nicht erste Wahl. Der Grund liegt im Spülen nach Gebrauch. Das belastet die Umwelt – nach einer Studie des ifeu-Instituts – im Öko-Waschgang einer voll beladenen, modernen Spülmaschine jeweils mit rund 25 Gramm CO_2. Das ist mehr als manche Einweg-Verpackung braucht. Besser also die Box nur auswischen oder Inhalt vorher einwickeln.

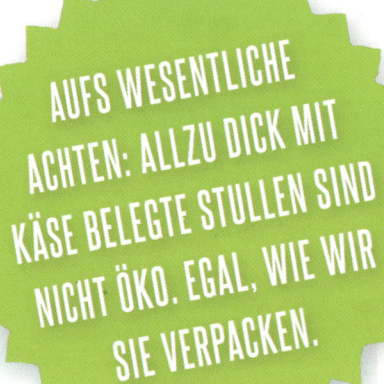

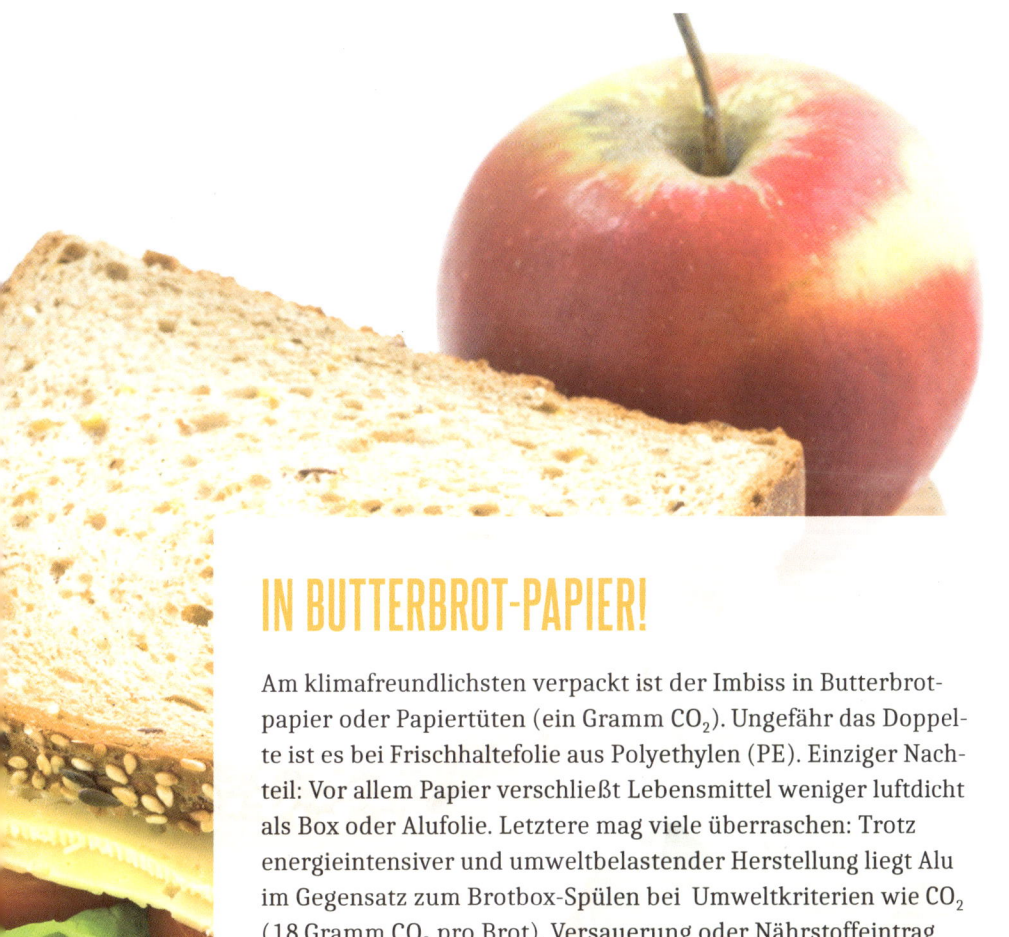

IN BUTTERBROT-PAPIER!

Am klimafreundlichsten verpackt ist der Imbiss in Butterbrot-
papier oder Papiertüten (ein Gramm CO_2). Ungefähr das Doppel-
te ist es bei Frischhaltefolie aus Polyethylen (PE). Einziger Nachteil: Vor allem Papier verschließt Lebensmittel weniger luftdicht
als Box oder Alufolie. Letztere mag viele überraschen: Trotz
energieintensiver und umweltbelastender Herstellung liegt Alu
im Gegensatz zum Brotbox-Spülen bei Umweltkriterien wie CO_2
(18 Gramm CO_2 pro Brot), Versauerung oder Nährstoffeintrag
klar vorne. Wichtig aber bleibt der Vergleich: Eine Scheibe Käse
sorgt leicht für zehnmal so viel CO_2 wie Alu ums Brot.

HAUSHALTSGERÄTE
AUF INNERE WERTE KOMMT ES AN

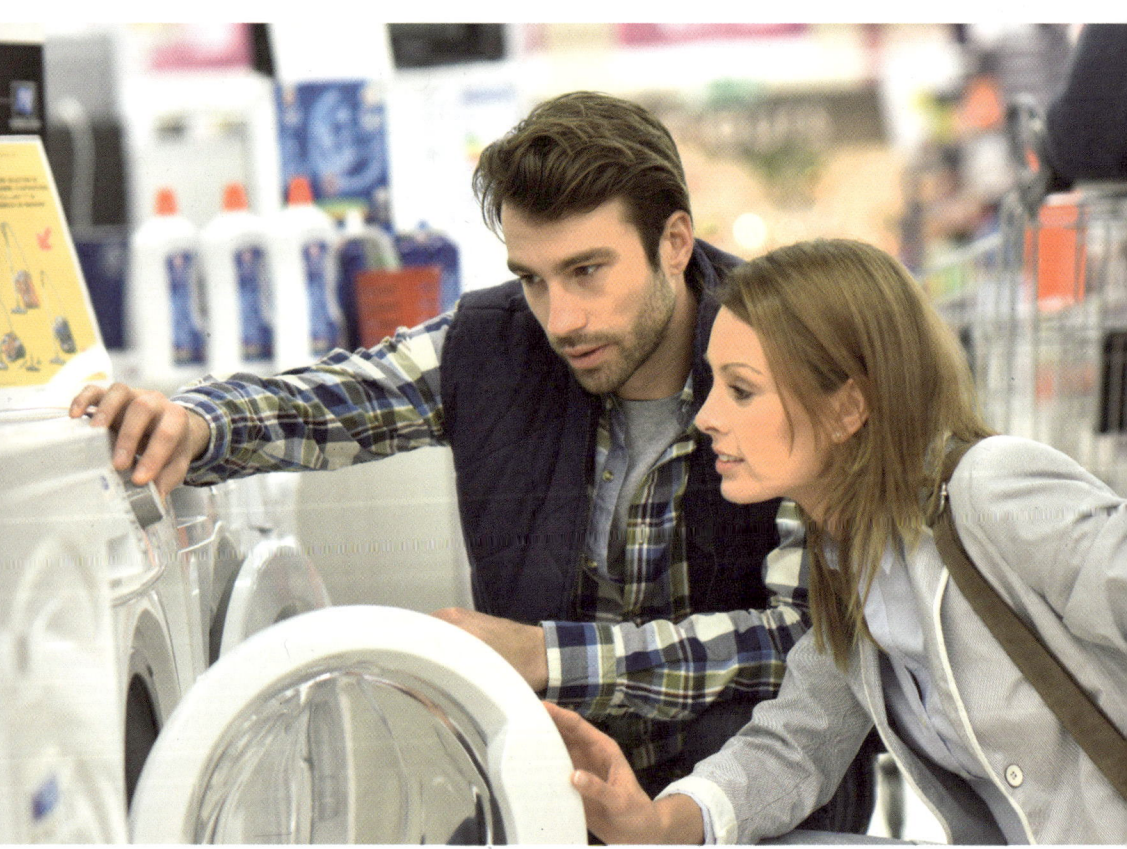

Große Haushaltsgeräte wie Kühlschränke, Wäschetrockner sowie Wasch- und Spülmaschinen gehören zu den stärksten Stromverbrauchern im Haushalt. Ihr Energieverbrauch setzt sogar eine Grundregel von »Einfach öko« außer Kraft: ist es sonst besonders umweltschonend, seltener Neues zu kaufen, spart der Austausch alter Stromfresser Strom und Geld und trägt zur Erreichung der Klimaschutzziele bei. Selbst bei noch funktionsfähigem Gerät ist ein vorzeitiger Austausch in der Regel nach 10 bis 15 Jahren nachhaltiger als die weitere Nutzung.

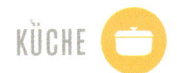

Messen   Das Alte tut's doch noch? Für die Umwelt zählt bei Großgeräten im Haushalt nicht nur die Funktion, sondern auch der Stromverbrauch. Neugeräte werden immer sparsamer, ihr geringerer Stromverbrauch gleicht sogar den Energie- und Ressourcenverbrauch der Herstellung aus. Doch wann ist das Altgerät ein Stromfresser und lohnt sich der Austausch des noch funktionsfähigen Gerätes auch finanziell? Das lässt sich messen, etwa mit Hilfe eines beim Stromversorger ausleihbaren Messgerätes.
Dazu den Stromverbrauch von Wasch- oder Spülprogrammen sowie beim Kühlschrank über 24 Stunden messen und Verbrauch hochrechnen oder mit dem KühlCheck von CO2online.de prüfen, wie viel ein Neuer spart.

Rechnen   Alt oder neu? Rechnet sich der geringere Energieverbrauch eines neuen Gerätes und ab wann? Muss es wirklich das teurere Gerät der besten Energiesparklasse sein? Wer Antworten auf diese Fragen sucht, muss rechnen: Aus Messwerten (siehe oben) lässt sich der Jahresstromverbrauch des Altgeräts bestimmen. Der Verbrauch des Neuen steht auf dem EU-Energielabel. Der Unterschied ist Ihr Sparpotenzial. Als Beispiel: Eine besonders sparsame neue Kühl-Gefrier-Kombination verbraucht 70 Prozent weniger Strom als ein vergleichbares Gerät aus dem Jahr 2000 – das lohnt sich!

Vergleichen und Entscheiden   Das Richtige finden? Das Angebot ist riesig. Umso wichtiger ist es, sich nicht von Trends, Zusatzfunktionen und Lockangeboten blenden zu lassen, sondern ein bedarfsgerechtes und energiesparendes Gerät zu kaufen. Die sparsamsten Geräte und Tipps zum Gerätekauf finden Sie unter ecotopten.de oder in Produkttests der Stiftung Warentest. Übrigens: Einkommensschwachen Haushalten kann ein 150-Euro-Gutschein den Kauf eines besonders sparsamen, aber teureren Kühlgerätes erleichtern; Informationen dazu unter stromspar-check.de.

Zu schnell kaputt?   Gut acht Prozent der Haushaltsgroßgeräte müssen nach einer Studie des Umweltbundesamtes wegen eines Defektes innerhalb der ersten fünf Jahre ersetzt werden. Dieser Anteil ist deutlich gestiegen, das kostet unnötige Ressourcen und Energie. Hier sind die Hersteller in der Pflicht, haltbare und reparaturfähige Geräte auf den Markt zu bringen. Fragen Sie daher beim Kauf gezielt nach dem Aspekt »Reparierbarkeit«. Eine hilfreiche Seite zur Produktverantwortung der Hersteller ist murks-nein-danke.de. Gehen Geräte kurz nach Ablauf der Garantie kaputt, kann »Murks« hier gemeldet werden.

GEWUSST WIE:
STROMSPAREN IN DER KÜCHE

In der Küche wird gekocht, gebacken, gespült und gekühlt. Durchschnittlich 35 Prozent des Stromverbrauchs im Haushalt laufen hier durch den Zähler: 17 Prozent für Kühl- und Gefriergeräte, 11 Prozent beim Kochen und 7 Prozent fürs Spülen. Ähnlich viel ist es nur im Wohn- und Arbeitszimmer mit 27 Prozent Stromverbrauch für Fernseh- und Computertechnik.

Neue, effizientere Haushaltsgeräte können die Stromrechnung senken (siehe Seite 40 f.), sind aber eine große Investition. Klassisches Stromsparen lässt sich einfacher anpacken. Schon kleine Handgriffe und Gewohnheitsänderungen sparen Geld und bringen richtig Punkte auf dem persönlichen »Öko-Konto«.

Koch-Tipps für bis zu 37 Euro

Ihre Mahlzeiten können Sie mit deutlich weniger Energie zubereiten. 40 Prozent oder 37 Euro Einsparung sind jährlich beim Kochen drin bei drei Personen im Haushalt. Wichtigste Anschaffung, wenn Sie mit Strom kochen: ein Wasserkocher! Das ist zwar ein weiteres elektrisches Gerät, aber eines, das sich lohnt. Gegenüber einem Glaskeramikkochfeld lässt sich ein Liter Wasser so um 1,6 Cent preiswerter erwärmen. Am besten auch Nudelwasser vorkochen! Noch preiswerter, aber langsamer ist der Gasherd. Beim CO_2 liegen Wasserkocher und Gasherd gleichauf.

Kühl-Tipps für rund 45 Euro

Gerade ältere Kühl- und Gefriergeräte sind oft regelrechte Stromfresser. Schon kleine Veränderungen durch geschickte Nutzung haben hier große Wirkung. Bis zu 30 Prozent weniger CO_2 und Strom können es sein, das spart rund 45 Euro. Wichtig: Eisfächer und Gefriergeräte regelmäßig abtauen, auf fest anliegende Türdichtungen achten und Tiefgekühltes erst im Kühlschrank auftauen lassen. Nach dem Frühstück sollten Milch, Käse und Wurst schnell wieder zurück in den Kühlschrank, umso sparsamer ist das Abkühlen.

Spül-Tipps für 15 Euro

Gut zwei Drittel aller Haushalte haben eine Spülmaschine, Tendenz steigend. Trotz Zusatzgerät: das ist gut für die Umwelt, denn Spülen per Hand benötigt weit mehr Strom und Wasser als eine moderne Maschine. Einziger Haken: Richtig sparsam sind nur die Sparprogramme mit bis zu vier Stunden Laufzeit. Da ist Geduld gefragt. Die lohnt sich: 15 Euro weniger auf der Stromrechnung, wenn Sie länger und weniger heiß waschen.

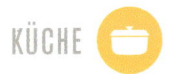

9 TIPPS, DIE WIRKLICH WAS BRINGEN

Die besten Energiespartipps für die Küche sparen fast 100 Euro und rund 180 Kilo CO_2 pro Jahr (3-Personen-Haushalt)

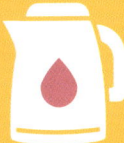

Wasserkocher

sind schnell und günstig:
Ein Liter kocht für 3,3 Cent

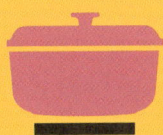

Deckel, Topf, Platte

müssen in der Größe
zueinanderpassen.
Deckel immer zu!

Ofen vorheizen

muss nicht sein.
Hitze früh herunterdrehen,
Umluft nutzen.

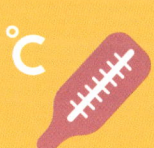

Kühlgeräte

nicht zu kalt.
Ideal: Kühlschrank: + 7°,
Gefriergerät: – 18°

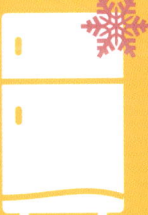

Kühler Stellplatz

für das Kühlgerät.
Nicht neben Ofen oder Heizung,
nicht in die Sonne

Kühlschrankurlaub

Vor dem Urlaub Kühlschrank
abschalten, vorher Inhalt
verbrauchen

Spülmaschine

nicht zu heiß einstellen.
50° reichen für normalen
Schmutz

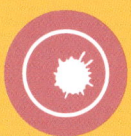

Teller-Vorwäsche

von Hand besser vermeiden.
Abwischen mit Küchentuch
reicht.

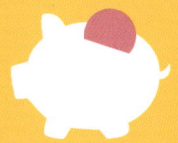

Sparprogramme

nutzen. Das dauert
etwas länger,
spart aber 10 Cent!

KÜHLSCHRANK 2.0
WARUM WENIGER MEHR IST

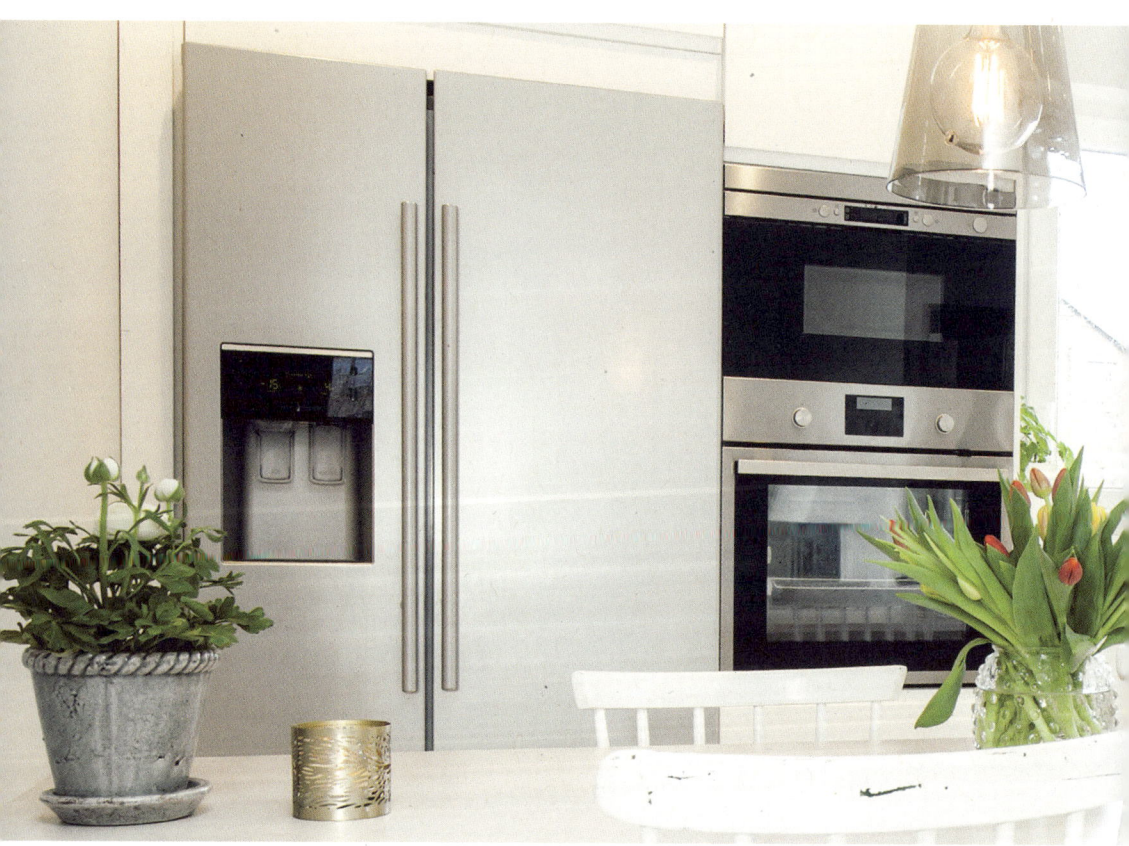

Viele legen in der Küche auf eine topmoderne Einrichtung wert. Damit die Stromrechnung keine böse Überraschung bringt, am besten vor dem Kauf eines neuen Kühlgerätes gut informieren und bewusst entscheiden, wie viele Extras Ihr »Neuer« braucht. Täglich hilfreich ist eine gute Raumaufteilung und »Putzfreundlichkeit«. Superkühl-funktion, Eiswürfel- und Wasserbereiter sind attraktiv – aber auch zusätzliche Stromnutzer.

Energie lässt sich auch durch clevere Nutzung sparen, Tipps finden Sie auf Seite 43. Auf jeden Fall gilt: den Kühlschrank möglichst selten öffnen. Die Kälte soll schließlich drinnen bleiben!

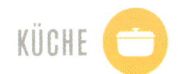

Klein statt Design

Design-Kühlschränke im Großformat liegen im Trend. Richtig viel Platz ist richtig bequem. Doch je größer, desto mehr Strom brauchen die Kühlriesen: pro 100 Liter Nutzinhalt bis zu 10 Prozent mehr. Selbst mit TOP-Energiesiegel A+++ kann ein XXL-Kühlschrank mehr Stromkosten bedeuten als ein kleiner der schlechteren Labelklasse. Bleiben Sie daher kühl, und prüfen Sie vor dem Kauf Ihren Platzbedarf. 150 Liter Nutzinhalt für drei Personen sind ein Richtwert.

Weniger (unnötige) Extras

Null-Grad-Zone, No Frost, Anti-Bacteria? Wer blickt da noch durch, und braucht man das? Kühlschränke mit No-Frost-Funktion verbrauchen etwas mehr Energie als ähnliche Geräte ohne Abtauautomatik. Auch die Null-Grad-Zone für länger frische Lebensmittel schluckt Strom. Lieber weniger, aber frisch einkaufen. Antimikrobielle Beschichtungen haben nur eine begrenzte Wirksamkeit und können über das Wischwasser in die Umwelt gelangen. Besser ist häufigeres Putzen.

Irreführende Energielabel

Den Stromverbrauch auf einen Blick erkennen? Klingt gut, doch das EU-Energielabel ist über die Jahre verwirrender geworden. Einst waren A-Geräte die Klassenbesten, inzwischen dürfen nur noch neue Kühlschränke in den Handel, die mindestens A+ erreichen. Die neuen Spitzenreiter der nach oben erweiterten Skala heißen jetzt A+++, jedoch gilt das nicht für alle Produkte. Auch verwirrend: Gezeigt werden stets sieben Stufen, unabhängig davon, welche in den Handel dürfen. Zeit also für Überarbeitung! Dennoch ist die Information hilfreich: Eine neue A+++-Kühl-Gefrier-Kombi braucht nur halb so viel Strom wie ein neues A+-Gerät. Das sind leicht 40 Euro pro Jahr. Über die Kaufpreishürde helfen mancherorts Zuschüsse. Am besten den Stromversorger fragen.

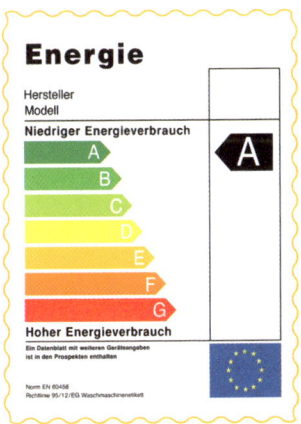

Die letzte Reise

Aufmerksamkeit ist auch am Ende des Lebensweges sinnvoll: Falsch entsorgt, werden Kühlschränke zur Umweltgefahr. Besonders klimaschädlich sind Kältemittel, die in sehr alten Geräten stecken. Alle Altgeräte gehören in fachgerechte Entsorgung. Am besten zum Wertstoffhof des Entsorgers bringen oder kostenlose Rücknahme bei Lieferung des Neuen vereinbaren.

NACHHALTIG NACH HAUSE SCHAFFEN

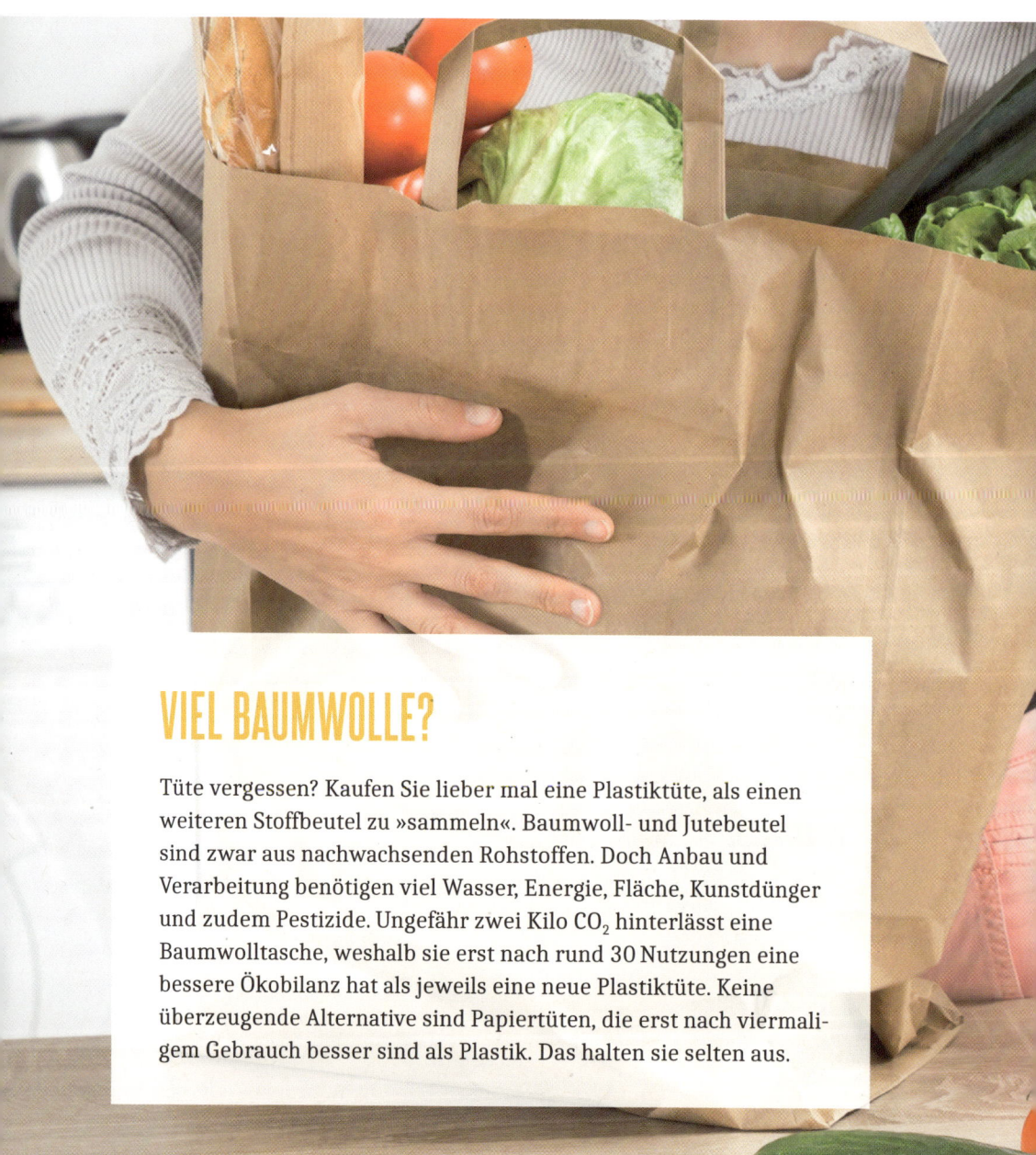

VIEL BAUMWOLLE?

Tüte vergessen? Kaufen Sie lieber mal eine Plastiktüte, als einen weiteren Stoffbeutel zu »sammeln«. Baumwoll- und Jutebeutel sind zwar aus nachwachsenden Rohstoffen. Doch Anbau und Verarbeitung benötigen viel Wasser, Energie, Fläche, Kunstdünger und zudem Pestizide. Ungefähr zwei Kilo CO_2 hinterlässt eine Baumwolltasche, weshalb sie erst nach rund 30 Nutzungen eine bessere Ökobilanz hat als jeweils eine neue Plastiktüte. Keine überzeugende Alternative sind Papiertüten, die erst nach viermaligem Gebrauch besser sind als Plastik. Das halten sie selten aus.

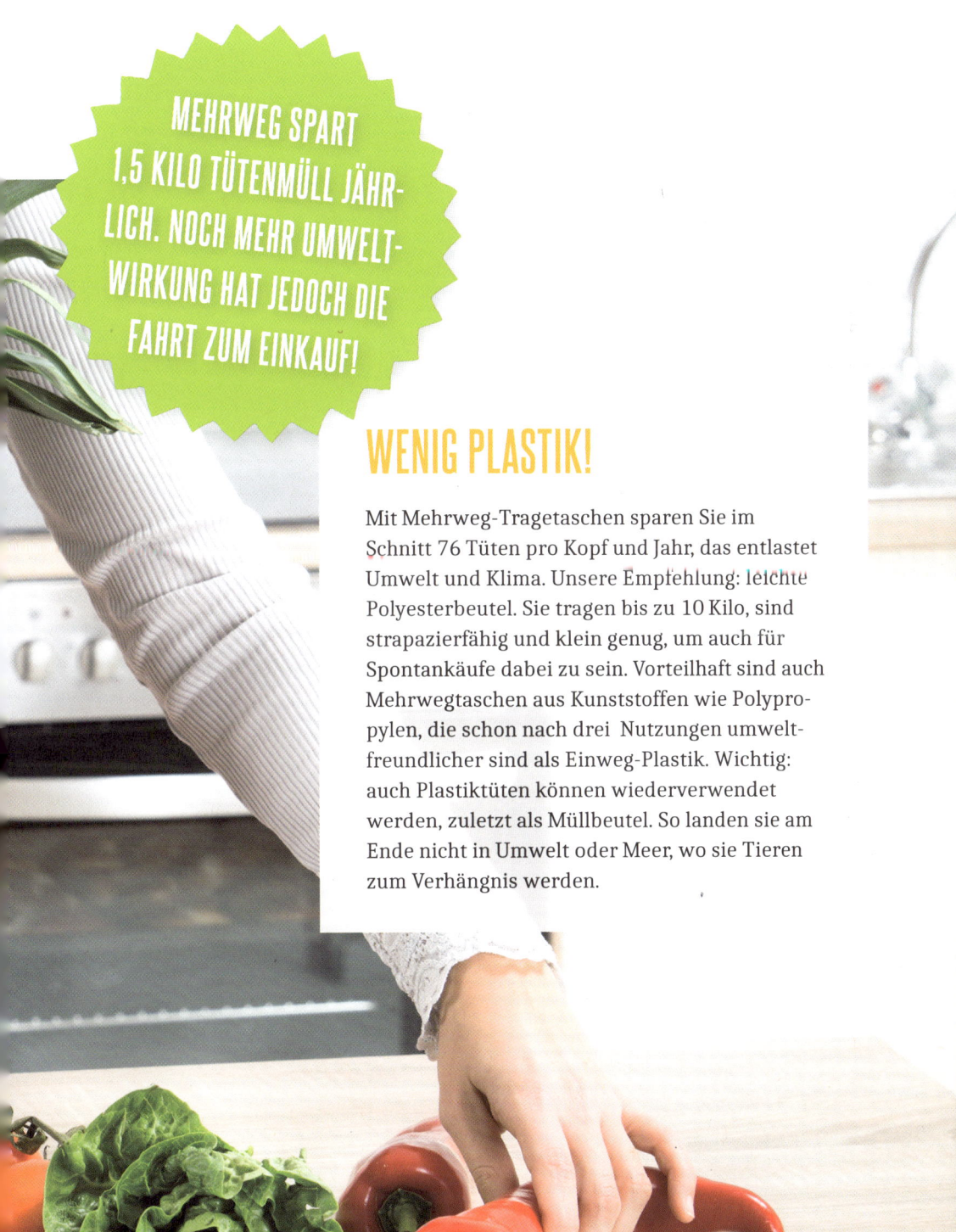

MEHRWEG SPART 1,5 KILO TÜTENMÜLL JÄHRLICH. NOCH MEHR UMWELTWIRKUNG HAT JEDOCH DIE FAHRT ZUM EINKAUF!

WENIG PLASTIK!

Mit Mehrweg-Tragetaschen sparen Sie im Schnitt 76 Tüten pro Kopf und Jahr, das entlastet Umwelt und Klima. Unsere Empfehlung: leichte Polyesterbeutel. Sie tragen bis zu 10 Kilo, sind strapazierfähig und klein genug, um auch für Spontankäufe dabei zu sein. Vorteilhaft sind auch Mehrwegtaschen aus Kunststoffen wie Polypropylen, die schon nach drei Nutzungen umweltfreundlicher sind als Einweg-Plastik. Wichtig: auch Plastiktüten können wiederverwendet werden, zuletzt als Müllbeutel. So landen sie am Ende nicht in Umwelt oder Meer, wo sie Tieren zum Verhängnis werden.

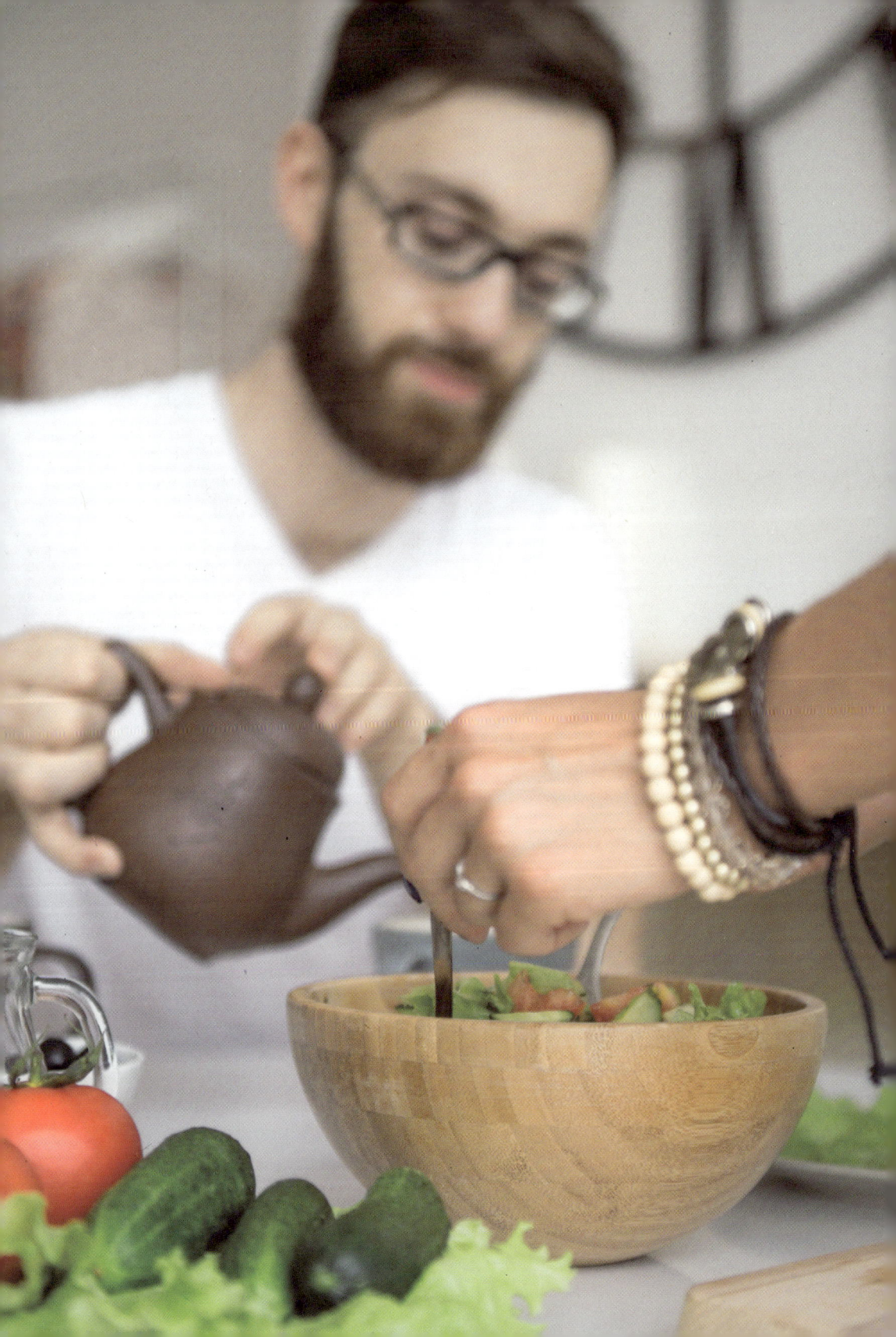

ESS ZIMMER

Was wir essen, hat großen Einfluss auf Klima und Umwelt, entsprechend hoch ist das Potenzial, richtig viel besser zu machen: auf Flugobst weitgehend verzichten, mehr bio und vom Bauernmarkt um die Ecke, weniger Fleisch, dafür mehr pflanzliche (Roh-)Kost – das entlastet nicht nur den ökologischen Rucksack, es nützt auch unserer Gesundheit.

SECHS IDEEN FÜR DAS ESSZIMMER

Bio-Äpfel mit Charakter

Die wachsende Nachfrage nach bio ist etwas Positives. Doch der Boom hat auch seine Schattenseiten: Gerade Supermärkte wollen große Mengen Bio-Äpfel in gleicher Qualität – makellos, alle gleich groß und schön gefärbt. Heimische Kleinbauern stellt das vor ein Problem, denn derartige Mengen optisch gleicher Äpfel können sie nicht liefern. Immer häufiger wird deshalb importierte Bio-Ware angeboten. Dafür landen Äpfel, die nicht der EU-Vermarktungsnorm bzw. dem (vermeintlichen) Kundenwunsch entsprechen, erst gar nicht im Regal. Obst und Gemüse mit Schönheitsfehlern ist selten geworden, egal, ob bio oder nicht.

Das Bundesministerium für Ernährung und Landwirtschaft setzt sich für die Abschaffung noch gültiger EU-Vermarktungsnormen ein. Doch das allein holt die Kleinen und Krummen nicht in die Läden: Bei Kartoffeln ist die gestrichene Norm durch Anforderungen des Einzelhandels ersetzt worden. Handel und Kunden sind also beide gefragt, »Unschönes« auszuprobieren. Denn die Form beeinflusst nicht den Geschmack, und mit dem Kauf weniger ansehnlicher Ware tun Sie etwas gegen Lebensmittelverschwendung.

Ob bio oder nicht, der global gewordene Apfelmarkt macht es schwieriger, in den Supermärkten überhaupt einen erntefrischen regionalen Apfel zu finden. Heimische Ware lagert im Extremfall bis kurz vor der nächsten Ernte im Kühlhaus, um im Wettbewerb gegen die Importware einen vernünftigen Preis abzuwarten. Nachhaltiger, aber eben nicht mit den Marktregeln vereinbar wäre es, vorwiegend regionale Äpfel möglichst frisch, ohne Energieaufwand für Transport und Lagerung anzubieten. Zur Erntezeit im Spätsommer sind regionale Äpfel klar klimafreundlicher als Äpfel aus Übersee. Eine längere Lagerung im Kühlhaus braucht Energie, doch auch der Schiffstransport verursacht CO_2. Was unter dem Strich besser fürs Klima ist, hängt stark von der Lagerdauer ab und lässt sich nicht allgemein beantworten. Bio-Äpfel verursachen jedenfalls weniger CO_2 als konventionelle Äpfel aus der gleichen Region. Streuobstwiesen helfen, genetische Vielfalt zu erhalten und robustere Arten zu züchten (siehe Seite 30). Äpfel von solchen Wiesen sind daher besonders nachhaltig und ebenso wie frische Bio-Äpfel aus der Region eine gute Wahl. Erhältlich sind sie oft im Direktverkauf ab Hof oder Markt.

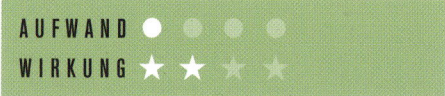

AUFWAND ● ○ ○ ○
WIRKUNG ★ ★ ☆ ☆

Lager- statt Wüstenkartoffeln

Der Absatz der Kartoffel sinkt, dabei ist sie ein ideales Lebensmittel für Umweltfreunde, denn pro Kalorie benötigt sie nur wenig Anbaufläche. Wer regionale Sorten bevorzugt, auch mal kleine, weniger hübsche Exemplare wählt und die Sortenvielfalt nutzt, macht schon viel richtig. Zu finden ist all das auf Märkten oder im Hofladen und vielleicht auch bald in Ihrem Supermarkt? Fragen Sie einfach öfter nach! Bislang teilt die Kartoffel dort das Schicksal der Äpfel: Was nicht makellos ist, hat kaum Chancen auf einen Platz im Laden. Kleine Kartoffeln, solche mit Rissen und »Augen« landen in Biogasanlagen, im Futtertrog oder direkt wieder unter dem Pflug. Nach Erfahrungsberichten gelangen 20 bis 50 Prozent der Ernte gar nicht bis auf den Teller. Schwer hat es auch heimische Lagerware im Frühjahr gegen Frühkartoffeln aus Ägypten, die mit ihrer glatten, hellen und sandfreien Schale viele Kunden optisch überzeugen. Doch ein Kilo Wüstenkartoffeln braucht fast 300 Liter Bewässerungswasser, in Deutschland sind es nur 8 Liter. Diesen Nachteil kann auch Bio-Qualität nicht aufwiegen.

Gemüse am besten roh

»Fünfmal täglich Obst und Gemüse« lautet die Empfehlung von Ernährungsexperten. Neben der Gesundheit tut das auch dem Klima gut. Am besten Gemüse auch mal roh servieren: Je weniger gekocht, zubereitet oder industriell weiterverarbeitet, desto CO_2-ärmer ist die Kost. Beim Kochen schneidet selbst Zubereitetes nicht automatisch besser ab als effizient Produziertes aus der Industrie. Lange haltbar und zeitsparend ist Gemüse in Konserven, Gläsern oder tiefgekühlt.

Eine Studie des Öko-Instituts zeigt am Beispiel von Erbsen: Tiefkühlware ist aus Klimasicht besser als ihr Ruf und vorteilhafter als ein Glas. Klassenbeste ist die Dose, trotz Materialaufwands. Insgesamt sind die Unterschiede aber gering. Mehr Einfluss als Produktion und Verpackung zusammen haben die (Auto-)Fahrt zum Einkauf sowie Lagerung und Zubereitung zu Hause. Bei Tiefkühlware tragen diese Faktoren stolze 40 Prozent zur gesamten CO_2-Bilanz bei. Für Ökofüchse heißt das: Lagerung im effizienten Kühlgerät und beim Erwärmen oder Selberkochen Energiespartipps beachten (siehe Seite 43).

AUFWAND ● ● ● ●
WIRKUNG ★ ★ ★ ★

AUFWAND ● ● ● ●
WIRKUNG ★ ★ ★ ★

Alles besser als Reis

Das Reisangebot im Supermarkt füllt viele Regalmeter. Nicht jede Sorte eignet sich für jeden Zweck, auch die Wahl zwischen Vollkorn oder weißem Reis ist mehr als nur Geschmackssache. Für die Umwelt entscheidend sind nicht Länge oder Farbe des Korns, sondern der Anbau. Bis zum Supermarkt verursacht ein Kilo asiatischer Reis knapp 3 Kilo Treibhausgase, darunter vor allem Methan und Kohlendioxid. Die Klimawirkung von Methan rechnen wir wie überall in diesem Buch um in diejenige von CO_2. Rund 65 Prozent der Treibhausgase verursacht der übliche Nassreisanbau, nur 8 Prozent entfallen auf den weiten Transport.

Zum Vergleich: Bei Nudeln ist es knapp 1 Kilo, bei Kartoffeln nur rund 200 Gramm CO_2. Mit Nudeln sparen Sie so bei gleicher Menge rund 11 Kilo CO_2, bei Kartoffeln sogar 15. Klimafreundlichere Alternativen zum Reis sind Dinkel oder Couscous, auch weil Reis eine längere Garzeit hat. Obwohl das Kochen im Vergleich zum Anbau bzgl. CO_2 kaum ins Gewicht fällt: Sparsam kocht es sich mit zum Topf passendem Deckel und frühem Runterschalten der Platte.

Warum ist Nassreis eigentlich so umweltbelastend? Weil sich im Schlamm der gefluteten Felder Methan erzeugende Bakterien so rasant vermehren! Deshalb wird der Reisanbau je nach Quelle für 10 bis 17 Prozent des weltweiten Methan-Ausstoßes verantwortlich gemacht. Methan ist ein Treibhausgas und trägt zum Klimawandel bei – mit 25-mal stärkerer Wirkung als die von CO_2. Neben dem Reisanbau entsteht Methan übrigens vor allem in der Tierhaltung sowie der Land- und Forstwirtschaft.

Gut zu wissen

Reisanbau in Europa ist an sich nicht neu. Üblich ist in Frankreich, Italien und Spanien bisher ebenfalls der Nassanbau – samt Methan-Problem. Es geht aber auch Trocken, im Tessin zum Beispiel. Mit Erfolg: rund 40 Prozent weniger Treibhausgase. Das ist immer noch 6-mal so viel wie bei Kartoffeln, aber schon in der Nähe der Treibhausgasbilanz von Nudeln.

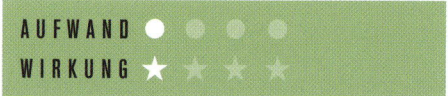

AUFWAND ● ● ● ●
WIRKUNG ★ ★ ★ ★

Pflanzenmargarine im Vorteil

Ob als Aufstrich, beim Backen oder als Geschmacksträger beim Kochen – für viele ist Butter unverzichtbar. Doch oft sind gute Alternativen vorhanden: Margarine mit Olivenöl oder heimischem Rapsöl. Weniger günstig ist Palmöl, für das häufig Regenwald gerodet wird. Besser wird es erst mit mehr Palmöl aus nachhaltigem, zertifiziertem Anbau. Bei Zweifeln an Inhaltsstoffen und Palmölbestandteilen hilft die Smartphone-App »Codecheck«. Ein Wechsel von Butter zu Margarine fällt sicher nicht leicht. Als Motivation: sechs Kilo durchschnittlicher Butterverbrauch sorgen pro Jahr für rund 140 Kilo CO_2 – immerhin mehr als ein Prozent unserer jährlichen CO_2-Emissionen pro Kopf. Margarine statt Butter spart den größten Teil davon ein. Der Grund: Tierische Produkte sind Spitzenreiter bei den Treibhausgasen, besonders trifft das auf Rindfleisch und Kuhmilchprodukte zu. In einem Kilo Butter stecken ganze 22 Liter Milch! Bio-Butter liegt circa 7 Prozent besser beim CO_2 als Konventionelle, aber auch die Bio-Kuh produziert Methan.

Omega 3 trotz weniger Fisch

Ernährungsexperten empfehlen, zweimal wöchentlich Fisch zu essen – wegen des hohen Gehalts an Omega-3-Fettsäuren. Den mehrfach ungesättigten Fettsäuren werden positive Wirkungen in Bezug auf Herz- und Kreislauferkrankungen nachgesagt. Die meisten kommerziell genutzten Fischbestände sind stark unter Druck. Doch es gibt Fischarten, die mit wenig Bedenken gekauft werden können (siehe Seite 71), darunter die fettreichen Arten Lachs, Makrele und Hering, die viele langkettige Omega-3-Säuren wie DHA und EPA enthalten. Mit der alpha-Linolensäure liefern auch Lein-, Raps-, Soja- oder Walnussöl eine wertvolle Omega-3-Quelle – und das pflanzlich, ohne Nachhaltigkeitsfragen rund um den Fischfang und bereits mit ein bis zwei Esslöffeln täglich. Ganz auf Fisch zu verzichten wird nicht empfohlen, doch wer die Bestände schützen will, für den sind Pflanzenöle oder Nüsse mindestens eine gelegentliche Alternative, wenn es um nachhaltige und zugleich gesunde Ernährung geht.

UNSER ESSEN UND DIE UMWELTAUSWIRKUNGEN

Essen ist für viele immer noch etwas Wunderbares – selbst in Zeiten von Fast Food und industrialisierter Produktion. 430 Kilo Lebensmittel kaufen wir in Deutschland pro Kopf pro Jahr, und die sind nicht ohne Umweltfolgen zu haben. Neben den monetären Aufwendungen benötigt unsere Nahrung auch Fläche. Rund ein halbes Fußballfeld pro Person und Jahr. Dazu kommen Wasser- und Ressourcenverbrauch und jährlich 1,4 Tonnen Treibhausgase pro Kopf. Das sind 13 Prozent der individuellen CO_2-Bilanz, so viel wie fürs Autofahren.

Natürlich sind das nur Durchschnittswerte, aber das schafft Spielräume: Denn es geht auch ökologischer – und das haben wir durch die Lebensmittelauswahl selbst in der Hand! Welche CO_2-Emissionen bestimmte Nahrungsmittel verursachen, zeigt die Grafik auf dieser Seite. Angegeben sind alle Treibhausgase, die bei konventionellem Anbau entstehen, inklusive Verarbeitung, Verpackung und Transporten. Je nachdem wie und wo Lebensmittel erzeugt werden, ob in der Region, im Treibhaus oder mit weiten Transporten, variieren diese Werte. Bioprodukte verursachen zwischen 10 und 30 Prozent weniger CO_2, wobei der Unterschied bei Obst und Gemüse am größten ist und mit zunehmendem Energieaufwand für die Verarbeitung geringer wird.

Große Wirkung hat der (zumindest gelegentliche) Verzicht auf Fleisch und Milchprodukte. Nach der Frage »Fleisch: ja oder nein?« steht die Abwägung zwischen bio oder nicht-bio aus Nachhaltigkeits- und Klimasicht erst an zweiter Stelle. Auch wichtig: möglichst Unverarbeitetes kaufen und Flugware vermeiden.

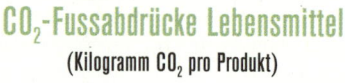

CO₂-Fussabdrücke Lebensmittel
(Kilogramm CO₂ pro Produkt)

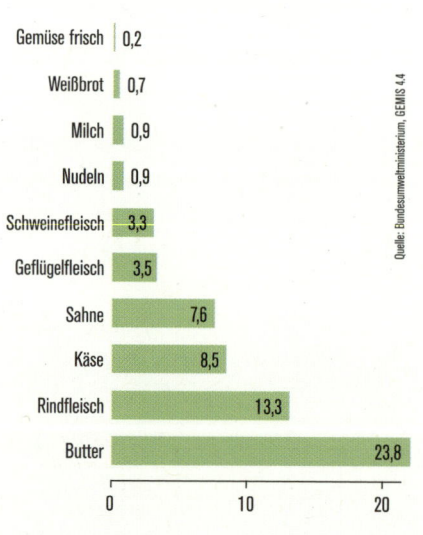

Produkt	kg CO₂
Gemüse frisch	0,2
Weißbrot	0,7
Milch	0,9
Nudeln	0,9
Schweinefleisch	3,3
Geflügelfleisch	3,5
Sahne	7,6
Käse	8,5
Rindfleisch	13,3
Butter	23,8

Quelle: Bundesumweltministerium, GEMIS 4.4

	RINDERROULADE Kartoffeln, Gemüse, Sauce	SPAGHETTI BOLOGNESE mit kleinem Salat	VEGANES CHILI mit Brot
Fächenbedarf 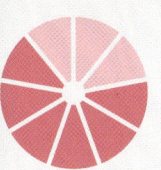	**5,1 m²** Die Herstellung dieses Klassikers braucht viel Fläche, vor allem durch den hohen Fleischanteil. Je nach Herkunft des Fleisches können es sogar weit mehr als fünf Quadratmeter sein.	**2,2 m²** Das Hackfleisch braucht reichlich Fläche. Kalorien, Salz und ungesunde gesättigte Fette liefert dieser Teller noch mehr als die Rouladen. Auch Salat und Tomaten gleichen das nicht aus.	**0,3 m²** Weniger geht kaum: Fleisch- und Milchprodukte benötigen rund 14-mal mehr Fläche als Pflanzliches. Wollen wir mit unserer eigenen Anbaufläche auskommen, geht das nur mit »häufiger fleischlos«.
Treibhausgase 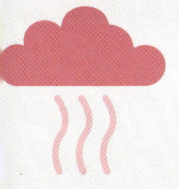	**2,61 kg** Rindfleisch verursacht mehr Klimagase als Geflügel oder Schwein. Schuld ist Methan, ein stärkeres Treibhausgas als CO_2 (siehe Seite 52), das wiederkäuende Rinder entweichen lassen.	**0,96 kg** Rund 70 Prozent der landwirtschaftlichen CO_2-Emissionen verursacht hierzulande die Tierhaltung. Vegetarische Spaghetti-Gerichte wären gegenüber der Bolognese klar klimafreundlicher.	**0,25 kg** Gemüse hat einen federleichten CO_2-Rucksack, selbst pro Kalorie statt pro Kilo betrachtet. Der Grund: Für die Erzeugung eines Kilos Fleisch braucht es je nach Tierart mehrere Kilo Futter.
Wasserverbrauch 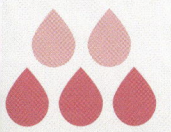	**2.128 l** In der Roulade steckt viel Wasser für den Futteranbau, oft ausgerechnet in Ländern mit Wassermangel. Gülle und Kunstdünger schaden der Wasserqualität. Dagegen hilft nur weniger Fleisch.	**950 l** Weniger Fleisch = weniger Wasser, so die einfache Regel. Das Wuppertal Institut errechnete beim Vergleich typischer Mahlzeiten 950 Liter Wasser für den Nudelteller. Immer noch viel für eine Mahlzeit.	**616 l** Dreimal top – daher ein Rezept: Räuchertofu zerkrümeln, mit Zwiebeln, Knoblauch und Chilischoten in Öl ca. 10 Minuten anbraten, Dosentomaten, Mais und Bohnen zufügen, aufkochen lassen und Würzen.

Quelle: Wuppertal Institut für Klima, Umwelt, Energie, 2015

GEMÜSE FRISCH AUF DEN TISCH

TRIP AUFS LAND?

Direkt beim Erzeuger oder auf dem Markt – wer so einkauft, macht vieles richtig: Hier gibt es Obst der Saison, oft sogar unverpackt und in Bio-Qualität. Salat vom Feld verursacht weniger CO_2 als der aus dem Gewächshaus, Gemüse aus der Region weniger als dasjenige von weiter her.

Doch Vorsicht: Autofahrten verderben leicht die Bilanz. Zu 90 Gramm CO_2 für einen Kopfsalat vom Feld oder 400 Gramm CO_2 für zwei Kilo Plantagenäpfel kommt bei fünf Kilometer Autofahrt fast ein Kilo CO_2. Kauft man mehr, hat die Fahrt weniger Gewicht.

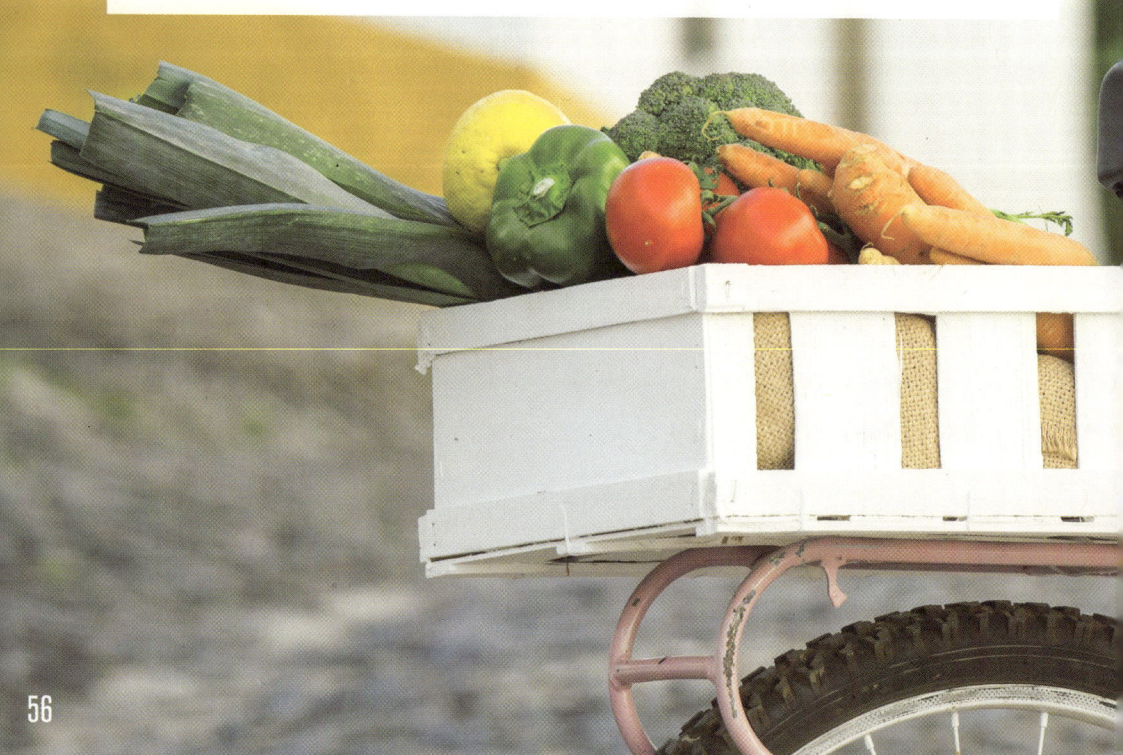

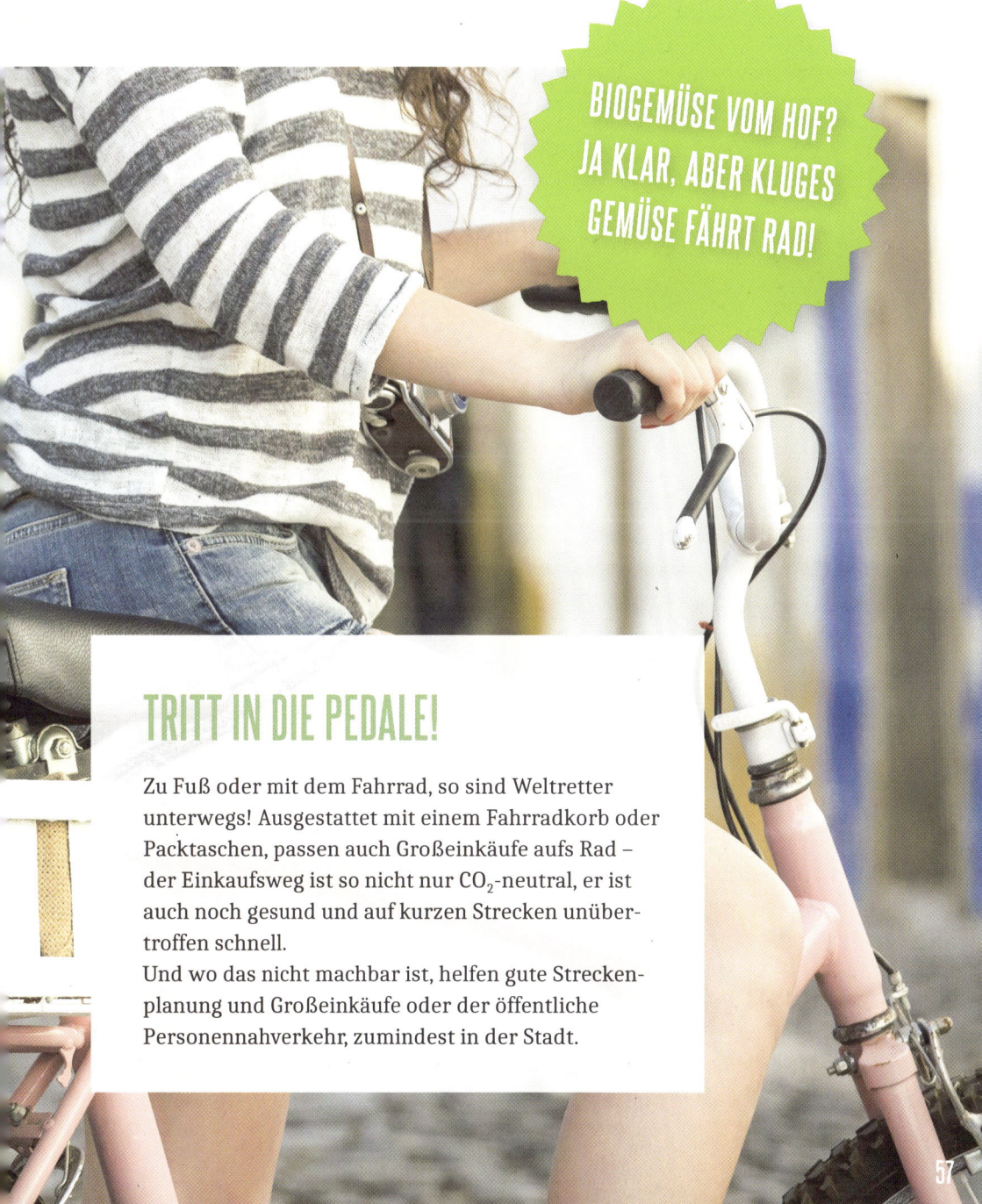

BIOGEMÜSE VOM HOF? JA KLAR, ABER KLUGES GEMÜSE FÄHRT RAD!

TRITT IN DIE PEDALE!

Zu Fuß oder mit dem Fahrrad, so sind Weltretter unterwegs! Ausgestattet mit einem Fahrradkorb oder Packtaschen, passen auch Großeinkäufe aufs Rad – der Einkaufsweg ist so nicht nur CO_2-neutral, er ist auch noch gesund und auf kurzen Strecken unübertroffen schnell.

Und wo das nicht machbar ist, helfen gute Streckenplanung und Großeinkäufe oder der öffentliche Personennahverkehr, zumindest in der Stadt.

ALLES BIO?
WO ES SINN MACHT – UND WO NICHT

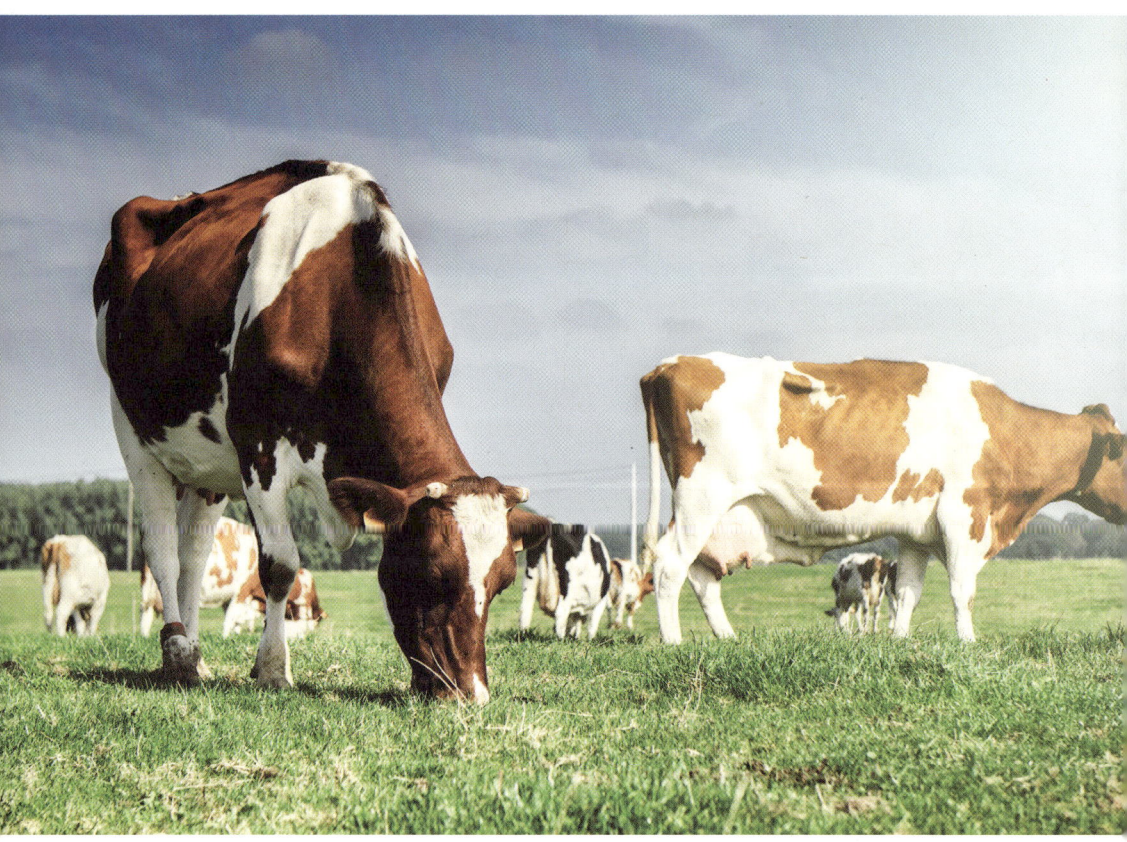

Ob bio gesünder ist oder besser schmeckt, ist trotz vieler Studien nicht sicher nachgewiesen. Bio-Lebensmittel glänzen in Tests damit, dass Pestizide hier nur selten auf dem Tisch landen. Anders bei konventionellem Obst und Gemüse, v. a. bei Trauben, Beeren, Salaten oder Bohnen finden sich die Rückstände besonders häufig.

Ein klarer Vorteil ist bio auch für Natur und Umwelt: Das Grundwasser bleibt sauber, es entsteht weniger CO_2 und Tiere führen ein besseres Leben.

Die Vorteile von bio sind auch in Neuseeland wirksam, doch der energieaufwändige Transport lässt Lebensmittel von weit her bei der CO_2-Bilanz oft schlecht dastehen. Daher auf Herkunft und Transport achten. Wo Ihr Bio-Einkauf besonders viel oder nur wenig Vorteile hat, zeigen wir auf der nächsten Seite.

Kartoffeln & Brot essen wir gern und viel, 2013 waren es 59 Kilo Kartoffeln und 78 Kilo Getreide pro Kopf. Biokartoffeln verursachen rund 3 Prozent weniger CO_2 als konventionelle, Biomischbrot 15 Prozent. Übers Jahr spart bio für beides circa 13 Kilo CO_2. Das ist mehr als bei Lebensmitteln, die wenig gegessen werden, und immerhin ein Prozent des jährlichen CO_2 durch Ernährung. Weitere Biovorteile: weniger Stickstoff im Gewässer, keine Pestizide, Erhalt der Artenvielfalt. Da ist bio sinnvoll.

Milch & Co. 58 Liter Milch, 17 Kilo Joghurt, 25 Kilo Käse und 6 Kilo Butter pro Person und Jahr: Milchprodukte sind beliebt. Beim CO_2 liegt bio um 6 bis 12 Prozent besser. Es gilt: Je höher der Fettgehalt des Produkts, desto mehr Treibhausgase verursacht es. Weitere Biovorteile: kein gentechnisch verändertes Futter, mehr Platz und Grünfutter für die Kühe. Das ist artgerechter und gesünder als viel energiereiches Kraftfutter. Unsere Bewertung daher: auf bio achten!

Eier Fällt Ihnen bei »Eier und bio« zuerst das Umweltgift Dioxin ein? Über belastete Futtermittel oder Böden kann Dioxin ins Ei gelangen, auch Biohöfe waren schon betroffen. Bio erwies sich hier kaum als Vorteil, auch Salmonellen kommen in beiden Haltungsformen vor. Für bio sprechen jedoch u. a. mehr Platz fürs Huhn, weniger antibiotikaresistente Keime und der Verzicht auf dotterfärbende Zusätze im Futter sowie 20 Prozent weniger CO_2 pro Ei. Bei Eiern lohnt es sich also, auf bio zu achten.

Exotisches Von Ananas, Mangos und Zitronen bis zu Kokosnüssen ist fast alles in Bioqualität zu haben. Bio ist auch hier meist nachhaltiger als konventionell, doch für die eigene CO_2-Bilanz bringt bio anderswo mehr. Der Grund: die verzehrten Mengen sind gering, bei Ananas nur rund zwei Kilo pro Jahr. Wirkungsvoller für die Umwelt ist es daher, bei exotischen Früchten auf Schiffstransport statt Flug und auf Fair Trade zu achten.

Wasser Lange war umstritten, ob Wasser »bio« sein kann. Die EU-Ökoverordnung sieht für die natürliche Ressource kein Biolabel vor. Per Gerichtsbeschluss ist ein von Anbietern geschaffenes Siegel nun aber zugelassen. Doch Tests zeigen: An der Leitungs- und Mineralwasserqualität ist auch ohne »bio« nur selten etwas auszusetzen. Für die Umwelt bringen Regionalität und Mehrweg- statt Einwegflasche mehr als Biowasser.

LABEL: EIN WEGWEISER DURCHS DICKICHT

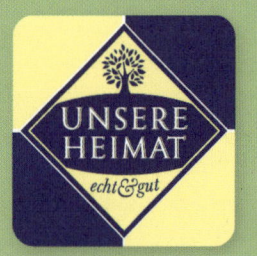
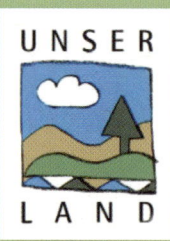
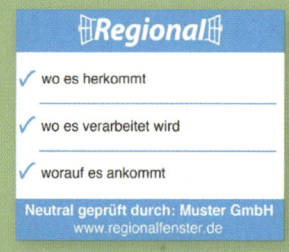
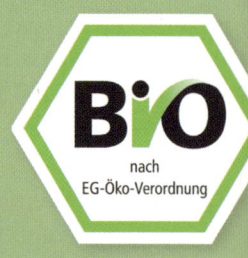

1   2   3   4

Über 1.000 Gütesiegel und Label gibt es, viele davon für Lebensmittel. Perfekt wäre ein alles umfassendes Siegel für nachhaltige Einkäufe. Doch das müsste ein Tausendsassa sein und ökologische, ökonomische sowie soziale Aspekte bewerten. Bestehende Siegel informieren meist über Teilaspekte, etwa über Herkunft oder Inhaltsstoffe. Nicht alles kann regional, bio und fair zugleich sein. Einen Überblick über hilfreiche Siegel bietet die Website label-online.de (auch als App) der Verbraucherinitiative. Hier stellen wir Ihnen verschiedene Regional- und Biolabel vor.

Regionale Handelsmarken[1]

Regional-Label großer Handelsketten sind eher Marke als Siegel. Das Angebot wächst, denn Begriffe wie »Heimat« verkaufen sich gut, »regional« gilt als das neue »bio«. Die Kriterien aber sind verschieden wie die Label: Regional ist kein definierter Begriff. Da hilft nur, genau auf der Verpackung nachzulesen. Immerhin: Mehr Regionalität vermeidet Transporte und stärkt lokale Wirtschaftskreisläufe.

Regionalfenster und -initiativen[2,3]

Klare Richtlinien regeln die Vergabe des 2013 vom Verbraucherministerium initiierten »Regionalfenster«-Label. Die Region muss eindeutig benannt, darf aber sogar größer als ein Bundesland sein. Im Unterschied zum »Regionalfenster« sind die rund 400 Regionalinitiativen Zusammenschlüsse von Erzeugern. Sie stehen direkt für die Produkte aus ihrer Region. Beispiele sind »Von Hier« aus Berlin und Brandenburg oder das bayerische »Unser Land«.

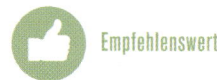

👎 Bedingt empfehlenswert   👍 Empfehlenswert

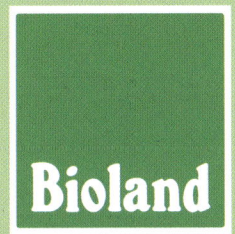
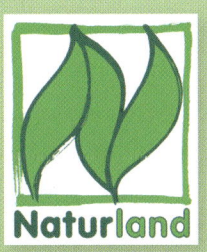
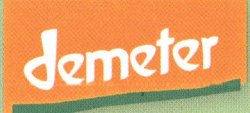

5   6   7   8

Siegel nach EU-Ökoverordnung[4,5]

Gleich doppelt besiegeln seit 2010 das blatt-förmige EU-Bio-Logo und das sechseckige Deutsche Bio-Zeichen die EG-Öko-Verordnung. Bekannter ist das 2001 eingeführte Sechseck. Verboten sind synthe-tische Pflanzenschutz-mittel. Tierfutter soll hauptsächlich vom Hof kommen, ein Zukauf ist nicht ausgeschlossen. Erlaubt sind fünf Prozent konventionelle Zutaten im Produkt. Insgesamt sind die Vorgaben we-niger streng als bei den Anbauverbänden.

Hoher Anspruch: Bioanbauverbände[6,7,8]

Die EU-Öko-Verordnung ist Pflicht, Zusatzkrite-rien wie von Bioland, Demeter oder Naturland die Kür. Ziel ist eine möglichst geschlossene Kreislaufwirtschaft: weniger Tiere pro Fläche, mindestens die Hälfte des Futters vom Hof und 100 Prozent Bio-Zutaten. Betriebe müssen voll-ständig auf bio umstellen, beim EU-Label nur zum Teil. Im Vergleich zum EU-Standard sind die Sie-gel der Anbauverbände »Premium-bio«. Die Wahl zwischen den Standards haben die Verbraucher.

Ohne Aussage für die Umwelt

Oft finden sich Produkte mit Bezeichnungen, die zwar gut klingen, aber nichts bringen. »Natur-nah«, »umweltverträg-lich«, »aus kontrolliertem Anbau«: Dies erweckt den Anschein, es handle sich um ein Bio-Produkt, doch schöne Worte alleine bringen noch nichts für Umwelt und Klima. Nur bio mit rich-tigem Label spart Klima-gase. Regionale Produkte vermeiden Transporte. Faire Bezahlung und Arbeitsbedingungen ga-rantiert das Fair-Trade-Siegel.

👍 Empfehlenswert    Besonders empfehlenswert   👎 Nicht empfehlenswert

EXPERTENMEINUNG

Zwickmühlen beim Einkauf

Fair Trade, MSC – über Label höre ich Widersprüchliches. Ist es sinnvoll, mich daran zu orientieren?

Label haben durchaus ihre Tücken. Sie scheinen Genuss ohne Reue zu versprechen, obwohl es allen Kennzeichnungen zum Trotz nicht für jeden Konsumwunsch eine nachhaltige Lösung gibt. Insoweit weisen sie in eine fatale Richtung: Sie täuschen über die Notwendigkeit der Selbstbegrenzung hinweg. Unser Planet und seine Ressourcen sind begrenzt, eine maßlose Warenkultur ist daher auch mit zertifizierten Produkten nicht möglich. Außerdem sind diese bestenfalls nur relativ verträglicher als konventionelle. Bestimmte Nachhaltigkeitsvorteile können sogar Defizite in anderen Bereichen nach sich ziehen. »Politisch korrektes« Konsumieren ist vielfach nur symbolische Kompensation. Was nützt es, wenn Flugreisende ihr schlechtes Gewissen in ökofairem Kaffee oder Bionade zu ertränken versuchen? Dennoch: Wo Konsum nicht vermeidbar ist, dürfte es in den meisten Fällen empfehlenswerter sein, Produkte mit Bio- oder Fair-Trade-Label zu bevorzugen.

Wie soll ich entscheiden, wenn Produkte nicht zugleich fair, bio, regional, plastikfrei etc. sind?

Bei den meisten Gütern des täglichen Gebrauchs lassen sich durchaus Produkte finden, die zugleich bio, regional oder auch plastikfrei sind. Ein Konflikt zwischen Regionalität und Fair Trade entfiele, wenn Fair-Trade-Konsum auf Produkte beschränkt bliebe, die in der Region nicht hergestellt werden können (Kaffee, Tee etc.) oder für die sich kein adäquater Ersatz aus regionalem und ökologischem Anbau finden ließe. Heimischer Apfelsaft könnte eine gute Alternative zu fair gehandeltem Orangen- oder Maracujasaft darstellen. Das eigentliche Problem besteht im gesellschaftlichen Anspruch, neben Apfelsaft auch Saft aus Südfrüchten kaufen zu können. Es mangelt nicht am nachhaltigen Produktdesign, sondern an hinreichender Genügsamkeit oder Anpassungsbereitschaft. Wenn Konsumansprüche den Rahmen dessen sprengen, was auf nachhaltige Weise möglich ist, sind Zielkonflikte zwischen unterschiedlichen Nachhaltigkeitsaspekten die Konsequenz.

Kaufe ich Brot besser aus der effizienten Fabrik oder beim Kleinbäcker?

Es ist ein moderner Mythos, dass große Betriebe besonders effizient sind. Aus betriebswirtschaftlicher Perspektive lässt sich das so darstellen, doch ökologisch ist Effizienz nie zum Nulltarif zu haben. Um sie zu verbessern, muss investiert werden: Eine Backfabrik kann nur mit weniger Energie, Wasser oder Rohstoffen pro Brot oder Brötchen auskommen, wenn zuvor in neue Maschinen, Anlagen und Technologien investiert wurde. Deren Produktion verbraucht ebenfalls Ressourcen; die nötige Infrastruktur muss geschaffen werden. So verlagert die effizienzsteigernde Technologie häufig nur den Ressourcenbedarf. Die neue, effizientere Anlage ist meist größer und spezialisierter, volle Effizienz wird nur erreicht, wenn auch die entsprechende Menge produziert wird. Es wird also mehr Brot hergestellt. Aber dann sind mehr Transporte, Logistikeinrichtungen, Kühlketten, Verpackungen etc. vonnöten, der Einspareffekt der Effizienz kann sogar (über-)kompensiert werden. Effizienzverbesserungen bringen folglich weniger, als ihnen zugeschrieben wird. Gerade deshalb könnte der kleine Bä-

cker eine gelungene Balance bieten: Er backt wesentlich effizienter als ein Haushalt und ist Teil der lokalen Selbstversorgung mit kurzen Einkaufswegen ohne Auto. Übrigens: Auch kleine Bäcker können mit sparsamen neuen Öfen und optimierter Nutzung sehr effizient backen.

APL. PROF. DR. NIKO PAECH
lehrte bis 2016 am Lehrstuhl Produktion und Umwelt an der Uni Oldenburg. Er gilt als einer der profiliertesten Wachstumskritiker Deutschlands.

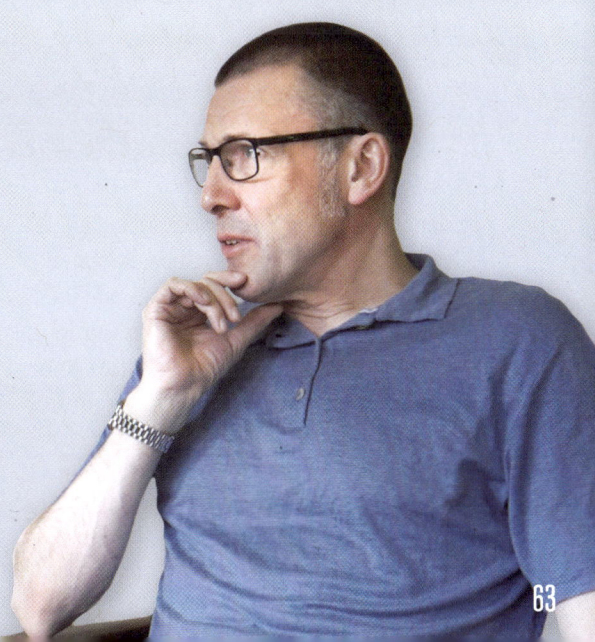

FLEISCH
KLASSE STATT MASSE

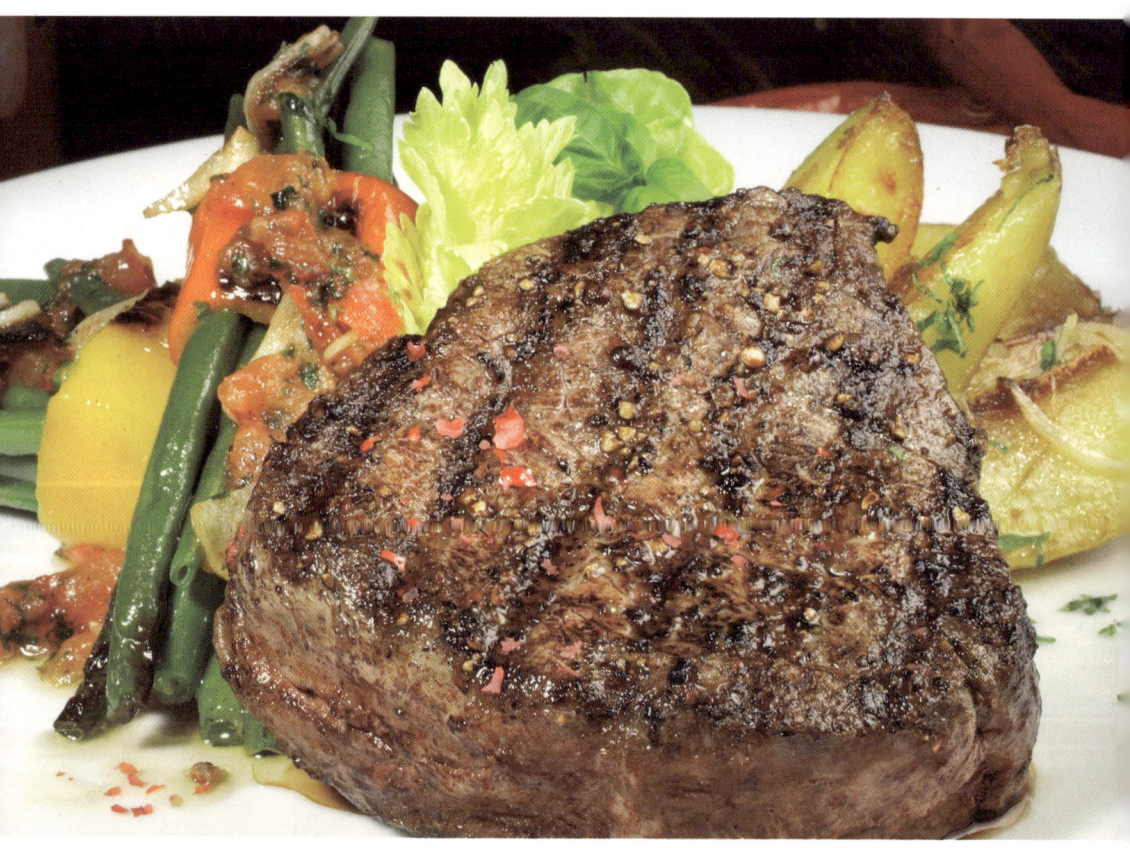

In den 70ern warb die Fleischlobby noch für Fleischverzehr (»Fleisch ist ein Stück Lebenskraft«), heute essen wir so viel wie nie zuvor. Den Tieren muten wir dafür ganz schön viel zu: Riesenställe ohne Tageslicht, wenig Platz, Medikamente, immer häufigere und weitere Transporte zwischen Aufzucht-, Mast- und Schlachtbetrieb. Der Umwelt geht es nicht besser. Die weltweite Fleischproduktion beansprucht 70 Prozent der Ackerflächen als Weiden und für Futteranbau. Die Folgen: Regenwaldrodungen, Klimagase und regional mehr Gülle, als die Landwirtschaft brauchen kann, während an anderen Orten Kunstdünger nötig ist.

Unser Rat: Fleisch ja, aber selten und dann bewusst – oder pflanzliche Alternativen ausprobieren.

Konventionelles Fleisch stammt immer häufiger aus Großställen. Bäuerliche Kleinbetriebe verschwinden in Deutschland von der Landkarte. Bei Geflügel sank die Zahl der Betriebe in den vergangenen 20 Jahren um 95 Prozent – bei 75 Prozent mehr Fleischmenge. Gefüttert wird viel Soja, Ursache massiver Abholzung in Südamerika. Konventionelles Fleisch ist zwar preiswert, weniger davon hilft aber Tieren und Umwelt!

Importfleisch nimmt in Übersee oft große Weideflächen in Anspruch, für die Wald gerodet wurde, dazu kommt der Energieaufwand durch den Transport. Wegen der insgesamt hohen CO_2-Emissionen: besser nicht.

Biofleisch mit dem Biosiegel der EU oder besser noch von Anbauverbänden wie Demeter oder Bioland ist eine gute Wahl! Weniger Treibhausgase und mehr Auslauf sowie Fläche: Hier geht es Tier und Umwelt besser.

Neuland ist bei Tierschutz und Futter vorbildlich. Allerdings ist bio bei der Futterproduktion nicht Pflicht, daher nur die zweitbeste Wahl hinter Bio- und Wildfleisch.

Weidefleisch Dank Weidegang ist wenig oder kein Kraftfutter für die Tiere nötig, das spart Ressourcen. Weidefleisch ist kein geschütztes Label, daher gibt es keine Garantie für Kühe auf der Weide. Ist der Betrieb bekannt oder lässt sich erfragen, ist Weidefleisch eine gute Wahl.

Das Tierschutz-Label ist bewusst weniger streng angelegt als bio. Dennoch ein Fortschritt für die Tiere und mit Premium- aber auch Einstiegsstufe eine echte Startchance für Züchter in tiergerechtere Produktion. Für möglichst tierschonende Produkte am besten »Premium« kaufen.

Wildfleisch aus regulierter, inländischer Jagd ist zwar in der Regel nur saisonal verfügbar, hat aber kaum negative Umweltauswirkungen und ist daher eine gute Wahl.

Schwein statt Rind zu essen, spart 10 Kilo Treibhausgase pro Kilo Fleisch oder 75 Prozent. Das entspricht dem CO_2-Ausstoß einer fast 60 Kilometer langen Autofahrt.

FLEISCHALTERNATIVEN: WIE GUT SIND SIE?

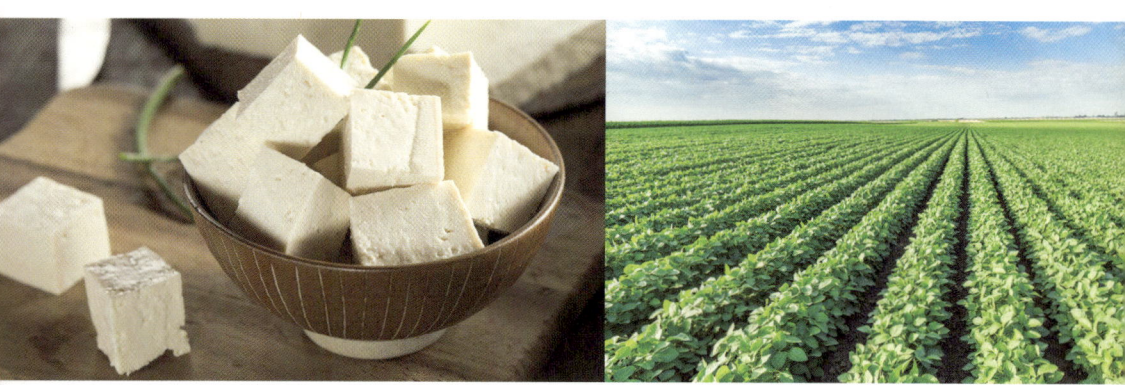

Seit einigen Jahren ist unser Fleisch- und Wurstkonsum leicht rückläufig. Die Gründe: steigende Preise, Qualitätsskandale, ein wachsendes Gesundheitsbewusstsein, aber auch Umwelt- und Tierschutz sowie die Arbeitsbedingungen auf den Schlachthöfen beeinflussen die Käufer. Zugleich wächst das Angebot an Fleischalternativen. Mit Vorstellungen von labbrigem Tofu haben diese Produkte nichts mehr gemein – und: Fleischfrei muss auch nicht teurer sein, anders als der Wechsel von konventionellem zu Bio- oder Neuland-Fleisch.

Sojaprodukte

Die eiweißreiche Bohne steckt in vielen Fleischalternativen von Wurst bis Schnitzel. Soja-Schnetzel als Hackfleisch-Alternative verursachen nur ein Viertel der Treibhausgase von gemischtem Hack. Soja (und Tofu) mit Bio-Siegel stammt zunehmend aus Europa oder aus Süddeutschland und enthält nur technisch unvermeidbare Spuren gentechnisch veränderten Sojas. Mehr als 80 Prozent der deutschen Soja-Importe sind dagegen gentechnisch verändert und landen vor allem im Viehfutter.

Tofu

Schon vor 2.000 Jahren wurde in China aus eingeweichten, gemahlenen Sojabohnen Tofu hergestellt. Er ist vielseitig verwendbar dank zahlreicher Geschmacksvariationen. Statt 13 Kilo CO_2 pro Kilo Rind sorgt Tofu nur für rund 1 Kilo, konventionelles Import-Soja aus Brasilien für knapp 2 Kilo. Bio-Qualität aus Europa ist aus Klimasicht vorteilhafter. Nachteil: Für importiertes Soja bzw. Tofu wird zum Teil auch Regenwald gerodet, die Auswirkungen der Gentechnik bei Import-Soja sind noch ungeklärt.

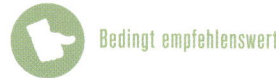

Bedingt empfehlenswert   Bedingt empfehlenswert

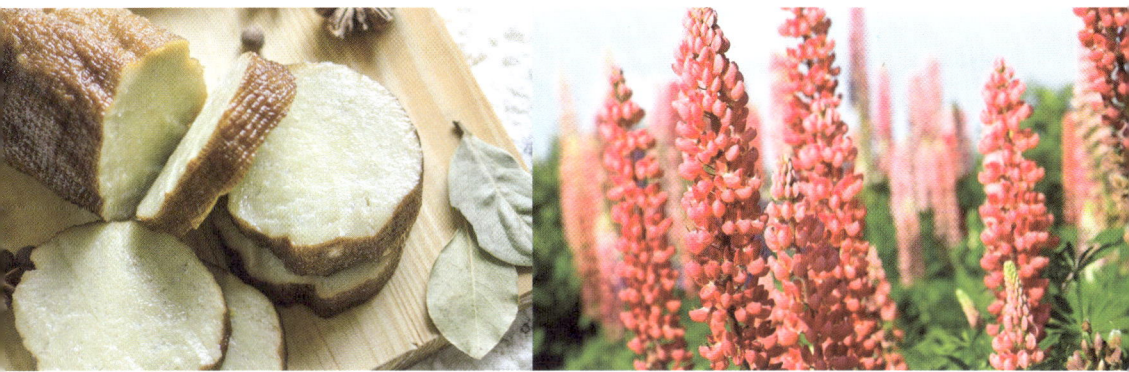

Seitan

Seitan ist ein Produkt aus Weizen-Eiweiß (Gluten). Dank seiner zähen Struktur kaut sich das »Weizenfleisch« fast wie Echtfleisch und ist Basis vieler Alternativprodukte. Klima- und Umweltbilanz sind ähnlich gut wie bei Tofu. Gentechnik spielt bei Seitan keine Rolle. Weiterer Vorteil: Weizen wächst problemlos auch bei uns. Das gleicht den Energieverbrauch des höheren Verarbeitungsgrades aus. Bleibt als einziger Nachteil die Unverträglichkeit von Gluten für manche Betroffenen.

Lupine

Die chancenreiche Aufsteigerin ist als Quark, Schnitzel und Brotaufstrich noch neu auf dem Markt. Sie liefert hochwertiges Eiweiß, wächst in MItteleuropa und reichert dabei noch Stickstoff im Boden an. Die Aromastoffe der Hülsenfrucht mag jedoch nicht jeder. Neutraler schmeckt reines Lupinenprotein, für das ein Gewinnungsverfahren des Fraunhofer-Instituts 2014 den Zukunftspreis erhielt. Dieses Protein ist noch recht neu und könnte gerade Fleischliebhaber überzeugen.

Milch und Ei

Schnitzel aus Milch und Wurst aus Eiklar sind noch nicht lange im Angebot: Geschmacklich sind sie nah am Fleisch und überzeugen so manchen Zweifler, dass es (auch mal) ohne Fleisch geht. Auch wenn kein Fleisch drinsteckt, ist es ein Tierprodukt. Weniger Massentierhaltung und Treibhausgasemissionen für die eigene Bilanz sind so schwieriger zu erreichen als mit anderen Fleischalternativen. Wem eine gute Ökobilanz wichtig ist, ist mit anderen Ersatzstoffen besser gedient.

👍 Empfehlenswert   👍 Empfehlenswert   👎 Bedingt empfehlenswert

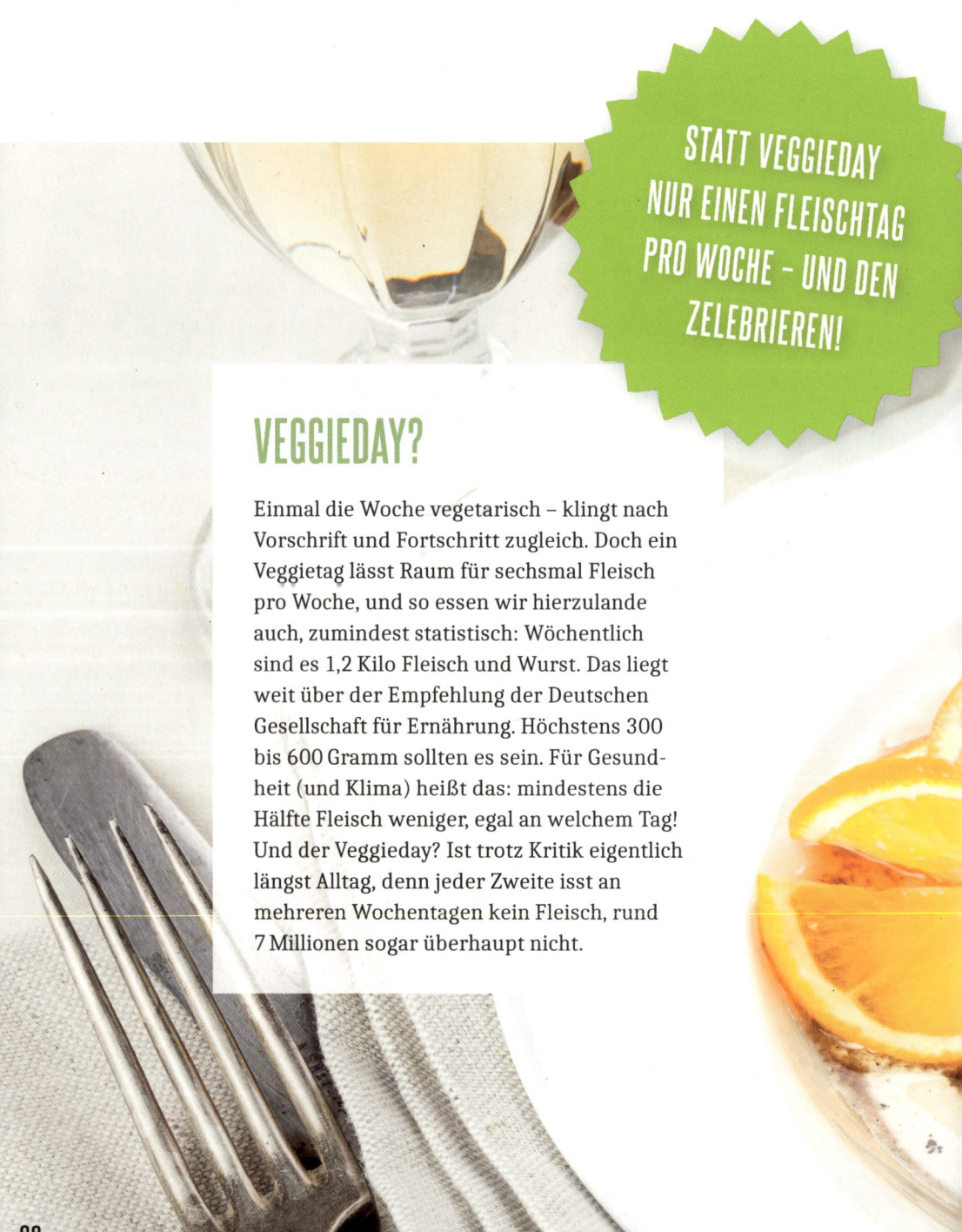

FLEISCH – IN MASSEN OUT

VEGGIEDAY?

Einmal die Woche vegetarisch – klingt nach Vorschrift und Fortschritt zugleich. Doch ein Veggietag lässt Raum für sechsmal Fleisch pro Woche, und so essen wir hierzulande auch, zumindest statistisch: Wöchentlich sind es 1,2 Kilo Fleisch und Wurst. Das liegt weit über der Empfehlung der Deutschen Gesellschaft für Ernährung. Höchstens 300 bis 600 Gramm sollten es sein. Für Gesundheit (und Klima) heißt das: mindestens die Hälfte Fleisch weniger, egal an welchem Tag! Und der Veggieday? Ist trotz Kritik eigentlich längst Alltag, denn jeder Zweite isst an mehreren Wochentagen kein Fleisch, rund 7 Millionen sogar überhaupt nicht.

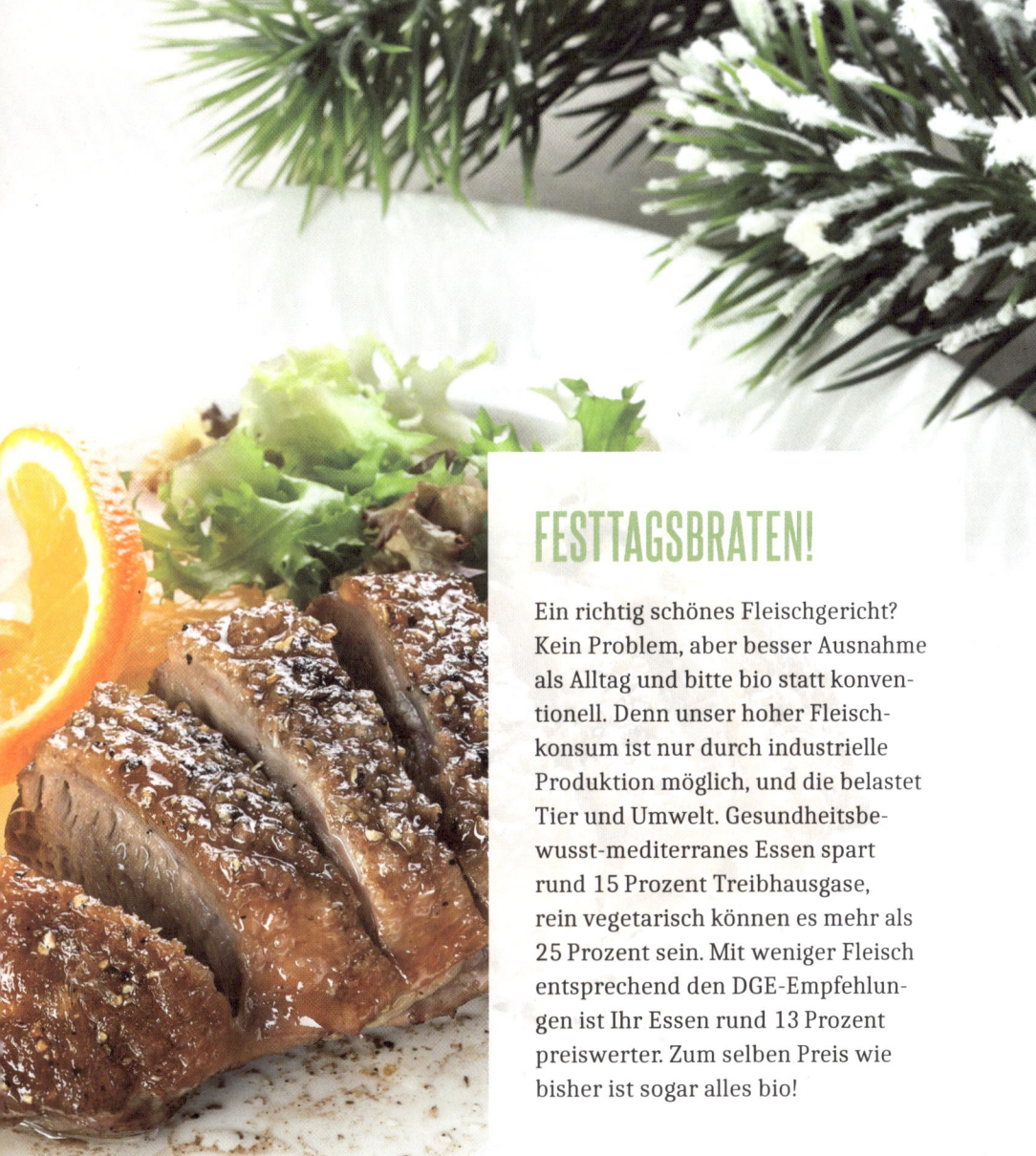

FESTTAGSBRATEN!

Ein richtig schönes Fleischgericht?
Kein Problem, aber besser Ausnahme
als Alltag und bitte bio statt konventionell. Denn unser hoher Fleisch-
konsum ist nur durch industrielle
Produktion möglich, und die belastet
Tier und Umwelt. Gesundheitsbe-
wusst-mediterranes Essen spart
rund 15 Prozent Treibhausgase,
rein vegetarisch können es mehr als
25 Prozent sein. Mit weniger Fleisch
entsprechend den DGE-Empfehlun-
gen ist Ihr Essen rund 13 Prozent
preiswerter. Zum selben Preis wie
bisher ist sogar alles bio!

FISCH
ES MUSS NICHT IMMER KABELJAU SEIN

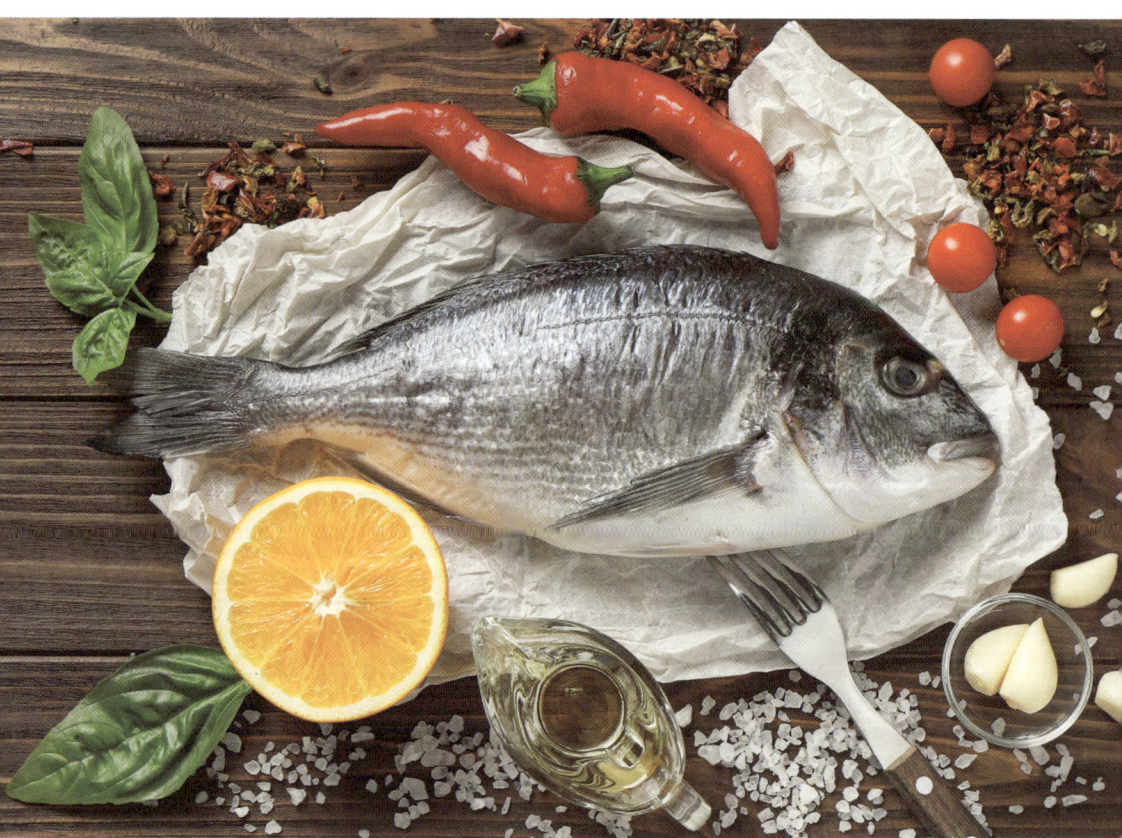

Ob aus dem Meer oder aus Fischfarmen – auch wenn viele Bestände weltweit bedroht sind, gibt es jede Menge Wild- und auch Zuchtfische, die nachhaltig befischt werden. Voraussetzung ist ein genauer Blick auf Fischart und Fanggebiet. Das Problem für Verbraucher: Lachs ist nicht gleich Lachs und Forelle nicht gleich Forelle. Der Zustand einer Art kann sich von Jahr zu Jahr und auch von Fanggebiet zu Fanggebiet verändern. Wie es aktuell um welchen Fisch steht, verrät die Seite fischbestaende-online.de. Auf deren Daten basieren die Empfehlungen der »Fischratgeber« von WWF und Greenpeace, die es inzwischen auch als Apps für unterwegs gibt. Außerdem sollten Sie bei Wildfisch auf das MSC-Siegel, bei Zuchtfisch auf das ASC-Siegel oder den Bio-Standard achten.

Hering   Ob in Essig und Salz eingelegt oder geräuchert: Die wichtigen Bestände des Hering in Ost- und Nordsee sowie nördlich von Norwegen haben sich von der jahrzehntelangen Überfischung gut erholt und werden nachhaltig befischt.

Karpfen   Der Süßwasserfisch kommt meist aus Teichen und Indoor-Zuchten in Deutschland. Karpfen werden oft mit pflanzlichem Futter groß gezogen, kommen bei extensiver Haltung aber auch mit dem aus, was der Teich hergibt. Der Haken am Karpfen: Der traditionelle Weihnachts- und Silvesterfisch ist fast nur in der kalten Jahreszeit im Handel.

Lachs   Rund zwei Drittel des Lachses in Deutschland stammen aus norwegischen Fischfarmen. Dort werden etwa seit 1995 keine Antibiotika mehr eingesetzt und viele Anlagen sind zertifiziert. Auch die befischten wilden Bestände des Pazifischen Lachses sind weitestgehend ungefährdet.

Forelle   Mehr als 10.000 Tonnen Bach-, Lachs- und Regenbogenforellen kommen aus heimischen Fischfarmen auf den Tisch. Den nächsten Forellenteich finden Sie auf forellenteich.net. Und fragen Sie Ihren Fischer doch mal, ob das Fischmehl in seinem Fischfutter schon mit dem MSC-Siegel versehen ist.

Makrele   Ein Geheimtipp für's Grillen, weil sie so viel Aroma hat. Makrelen werden vor allem im Nordatlantik südlich und westlich von Norwegen gefangen. Die Bestände sind gesund und werden nachhaltig befischt.

Alaska-Seelachs   Dieser Fisch heißt korrekt Pollack, als Seelachs verkauft er sich aber besser. Dass er nach fast nichts schmeckt, macht ihn ironischerweise zum beliebtesten Fisch in Deutschland. Sein weißes Fleisch versteckt sich meist unter einer goldenen Panade (Fischstäbchen!). Gut: Seine wichtigsten Fanggebiete vor Alaska und Ostsibirien werden kontrolliert befischt und sind seit vielen Jahren in gutem Zustand.

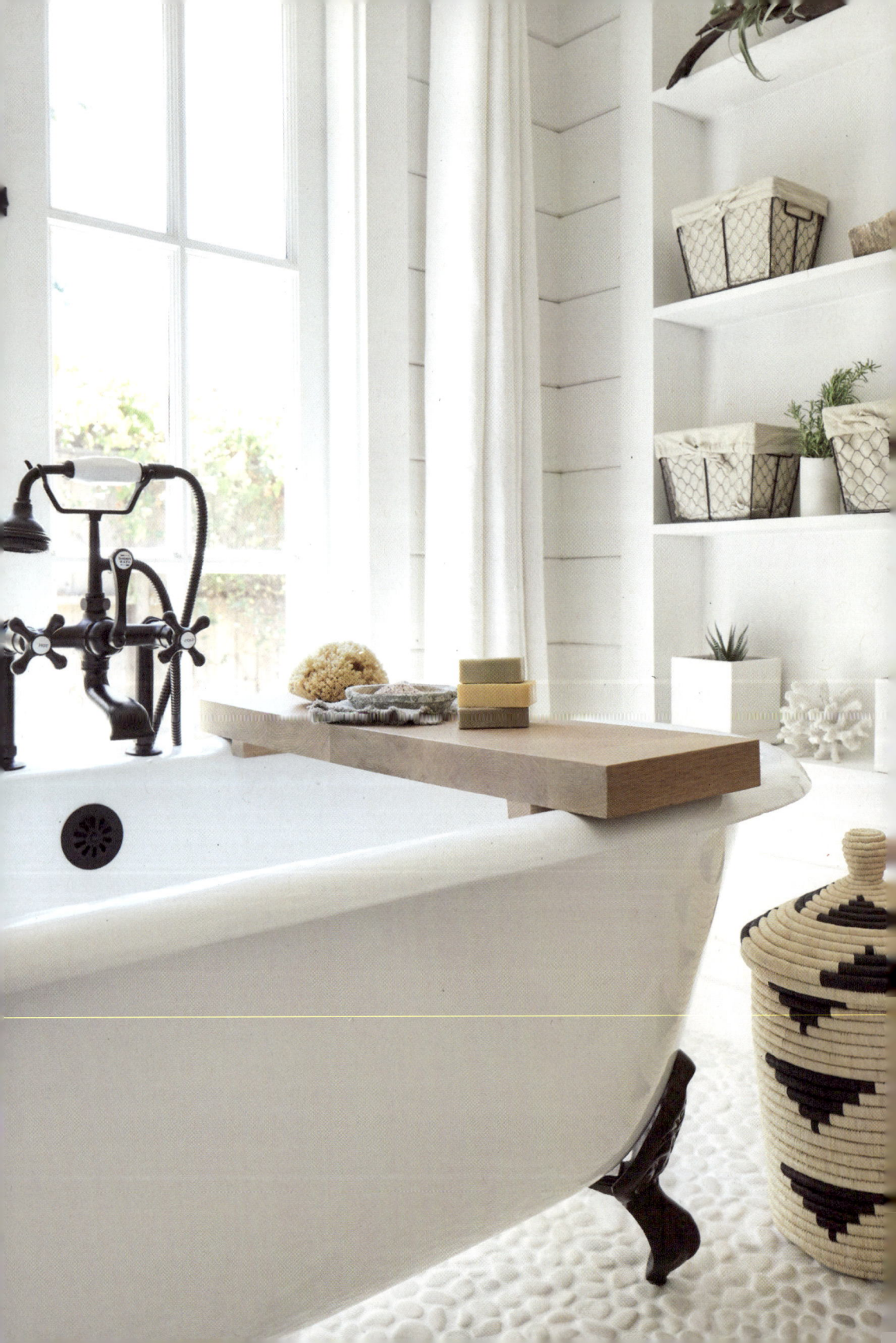

BADE ZIMMER

Morgens um halb acht in Deutschland: Der neue Tag beginnt – für die meisten von uns im Bad. Warmes Wasser und alle erdenklichen Pflegemittel machen uns den Start im Bad so angenehm, aber natürlich auch umweltrelevant. Oberstes Gebot ist nicht Wasser-, sondern Warmwasser-Sparen. Und mit den Mittelchen sorgsam umgehen, die Wasser und Gesundheit belasten: Bio statt Chemie ist gerade im Bad voll im Trend – vor allem bei Kosmetikprodukten.

SECHS IDEEN FÜR DAS BADEZIMMER

Geräte mit Wechselakku

Nicht der Stromverbrauch, sondern die Bauweise bestimmt die Nachhaltigkeit einer Zahnbürste und anderer akkubetriebener Geräte: Bei vielen Modellen lässt sich der Akku nicht austauschen. Ist er kaputt, landet der ganze Hightech-Schrubber im Elektroschrott. Oft verfrüht, denn im Netz finden Sie unter dem Suchbegriff »Akkus reparieren« Profis, die auch solche Akkus wechseln. In den aufladbaren Batterien stecken Wertstoffe wie Zink, Eisen, Aluminium, Lithium und Silber, aber auch Schadstoffe wie Quecksilber, Cadmium und Blei. Die Geräte daher nicht in den Hausmüll geben, sondern in die Sammelboxen, die es in Super- oder Baumärkten gibt. Und beim Neukauf greift man einfach zu Geräten mit Batteriefach für Wechselakkus, am besten mit Nickel-Metallhydrid-Akku (NiMH) der neuen Generation. Die entladen sich nicht mehr selbst und ersetzen über ihre Lebenszeit bis zu 550 Batterien. Damit sinken auch die Stromkosten für die Zahnbürste auf rund vier Euro im Jahr.

AUFWAND ● ● ● ●
WIRKUNG ★ ★ ★ ★

Klobürste statt WC-Duftstein

WC-Steine versprechen, alles einfacher zu machen: Die Toilettenschüssel soll keim- und kalkfrei, leichter und seltener zu reinigen und wohlriechend sein, wenn man so ein Plastikkörbchen mit den sich auflösenden Steinen unter den Klorand hängt. Für das Wasser ist so ein Stein starker Tobak. Das stark umweltbelastende Paradichlorbenzol gehört zwar der Vergangenheit an, aber Tenside, Duft- und Farbstoffe sowie Stoffe mit antibakterieller Wirkung belasten das Abwasser nach wie vor, Verpackung und Plastikkörbchen produzieren unnötigen Abfall.

Und wofür das Ganze? Für nichts! Ihre Reinigungswirkung ist gering, die antibakterielle Wirkung schlicht überflüssig. Menschlicher Stuhl ist nicht gesundheitsgefährdend, deshalb ist es nicht nötig, die Bakterien in der Toilette mit teurer Hilfe abzutöten. Viel effektiver ist die gute alte Klobürste. Entfernen Sie Schmutz immer direkt, so trocknet nichts an, und es entstehen keine Gerüche. Greifen Sie – je nach Verschmutzung – einmal wöchentlich oder gar nur einmal monatlich zu einem guten Öko-WC-Reiniger auf Basis organischer Säuren. Gegen Kalkstein hilft, den Reiniger länger einwirken zu lassen.

Auch wenn jemand im Haushalt krank ist, reicht eine normale Reinigung der

Klobrille und des Deckels. Viel wichtiger ist das gründliche Händewaschen mit Seife unter fließendem Wasser. Auch ein Handedesinfektionsmittel ist empfehlenswert – ohne Allergie auslösende Duft- und Farbstoffe.

Gut zu wissen

Viele NGOs prangern Kosmetikhersteller wegen Tierversuchen an – das ist denkbar schlechte Werbung. Inzwischen verzichten darauf auch viele konventionelle Anbieter. Unsere Kaufentscheidungen beeinflussen die Hersteller zusätzlich. Einen Überblick bietet der Deutsche Tierschutzbund (Suchwort »Kosmetik« auf tierschutzbund.de).

Schönheit ohne Leiden

Bio-Kosmetik ist voll im Trend. Entsprechende Marken und Shops haben mächtig aufgeholt. Ihr Image ist hervorragend, die Produkte gelten als edel und geben Konsumenten und Anwendern ein gutes Gefühl: Chemie auf der Haut – kaum jemand will das noch. Wer bei Hygiene- und Schminkartikeln auf Naturprodukte setzt, zeigt zudem Tierversuchen die Rote Karte. Zwar dienen nur sehr wenige der zwei Millionen Versuchstiere in Deutschland der Kosmetikindustrie, da die EU schon 2013 ein Verkaufsverbot für derlei Produkte erlassen hat. Doch ein Schlupfloch bleibt, denn manche chemischen Inhaltsstoffe wurden nicht hierzulande, sondern in anderen Ländern an Versuchstieren getestet.

Aber auch hier ist auf bio Verlass: Alle Naturkosmetikstandards wie NaTrue, Demeter oder NCS lehnen Tierversuche ab. Auch der Blick auf die Zutatenliste hilft: Sogenannte vegane Biocremes garantieren, dass keine Tier-Nebenprodukte enthalten sind. Bei Produkten ohne Palmöl müssen keine Urwälder den Plantagen weichen. Auch möglich und top-öko: den schminkfreien Tag einführen.

Haarfarbe Natur

Gerade für Blondierungen braucht es mächtige chemische Helfer, die ganz schön was anrichten: Haarstruktur aufbrechen, natürliche Farbpigmente zerstören – klingt recht martialisch. Zur Entfärbung hat die Kosmetikindustrie lange auf Ammoniak gesetzt, inzwischen gibt es aber auch unter konventionellen Anbietern ammoniakfreie Colorationen, die auch insgesamt mit weniger Chemie auskommen. Noch umweltverträglicher gelingt das Haarefärben mit natürlichen Tönungen auf Basis von Wurzeln und Blättern der Hennapflanze, Indigo oder Walnussschalen. Wählen Sie Naturkosmetik, zum Beispiel mit BDIH-Siegel. Die schaffen zwar kein lückenloses Überdecken grauer Haare oder ein Wasserstoffblond, aber vielleicht muss das ja auch gar nicht sein. Ansonsten ist auch hier die Palette von Rot-, Braun- und Schwarztönen riesig, und die Farbe hält und hält, mindestens 20 Wäschen. Jetzt noch ein neuer Haarschnitt, und dem begehrten neuen Look steht nichts mehr im Weg.

Stoffwindeln liefern lassen

Einweg- oder Stoffwindeln? Plastikwindeln sind ökologisch verpönt: In der Folie steckt Erdöl, entsorgt werden sie über die Müllverbrennung. Doch auch die Baumwolle einer Stoffwindel ist selten nachhaltig produziert (siehe Seite 152 f.). Immerhin wird sie vielfach benutzt. Aber das Waschen (teils mit belastenden Chemikalien) ist energieintensiv. Darum gilt, was eine Studie schon vor zehn Jahren herausgefunden hat: Die Konkurrenten Einweg und Mehrweg liegen beim Energieverbrauch gleichauf.
Bei Einwegprodukten entscheidet vor allem der Hersteller über das ökologische Niveau: Verzicht auf Chlorbleichung und Verwendung nachhaltiger Rohstoffe (FSC-Siegel) verbessern die Bilanz. Die Stoffwindel fordert den Nutzer: Neben Bio-Baumwolle hängt die Bilanz hier an der Art zu waschen (siehe Waschtipps auf der nächsten Seite). Unser Tipp: Nutzen Sie einen Windeldienst, der ist bei großen Mengen umweltfreundlicher – und viel komfortabler!

AUFWAND ● ● ● ●
WIRKUNG ★ ★ ☆ ☆

AUFWAND ● ● ● ●
WIRKUNG ★ ☆ ☆ ☆

Kleidung seltener waschen

Beim Waschen kann man viel richtig machen, Geld sparen und trotzdem saubere Wäsche aus der Maschine holen. Dafür muss man nicht Waschnüsse im Reformhaus holen. Deren Ökobilanz ist bei vergleichbarer Waschleistung nicht unbedingt besser, denn die in der Nuss enthaltenen Saponine müssen in Kläranlagen umgesetzt oder in der Natur abgebaut werden – genauso wie synthetische Waschmittel. Zudem werden die Nussschalen in Indien knapp und damit teuer, sodass dort vermehrt auf chemische Waschmittel zurückgegriffen werden muss (und das ohne Kläranlagen). Darum empfiehlt etwa die Stiftung Warentest Kompaktmittel in Pulverform. Die konzentrierten Kompaktwaschmittel sind ergiebiger als herkömmliche Mittel und vermindern so den Transportaufwand. Außerdem sollte man für Bunt- und Weißwäsche separate Mittel verwenden: Damit bleiben Farben und auch das Weiß länger erhalten. Übrigens: Optische Aufheller in Waschmitteln sorgen für strahlendes Weiß nicht durch mehr Sauberkeit, sondern durch einen höheren Blauanteil in der Lichtreflexion.

Am meisten erreicht man durch weniger: Bei leicht verschmutzter Kleidung darauf achten, dass man sich an den minimalen Dosiervorschlag hält und das richtige Waschprogramm nutzt (siehe Seite 86 f.). Auf Weichspüler kann man meist verzichten, denn der Nutzen ist nur für Menschen mit Neurodermitis wirklich relevant. Der absolute Clou ist es aber, getragene Kleidung auch mal nur auszulüften und weiterzutragen, statt sie nach einem Tag in die Wäsche zu werfen. Das spart nicht nur Waschmittel und Energie, sondern führt auch zu deutlich weniger Aufwand beim Bügeln und Wäschefalten.

Gut zu wissen

Rund 630.000 Tonnen Waschmittel werden jährlich in Deutschland verkauft. Dazu kommen 220.000 Tonnen Weichspüler und andere Hilfsmittel – insgesamt stolze 10 Kilo pro Kopf. Immerhin: Phosphathaltige Mittel, die zur Überdüngung von Gewässern beitragen, sind vom Markt verschwunden.

AUFWAND ● ● ● ●
WIRKUNG ★ ★ ★ ★

KOSMETIK: AUF DEN INHALT KOMMT ES AN

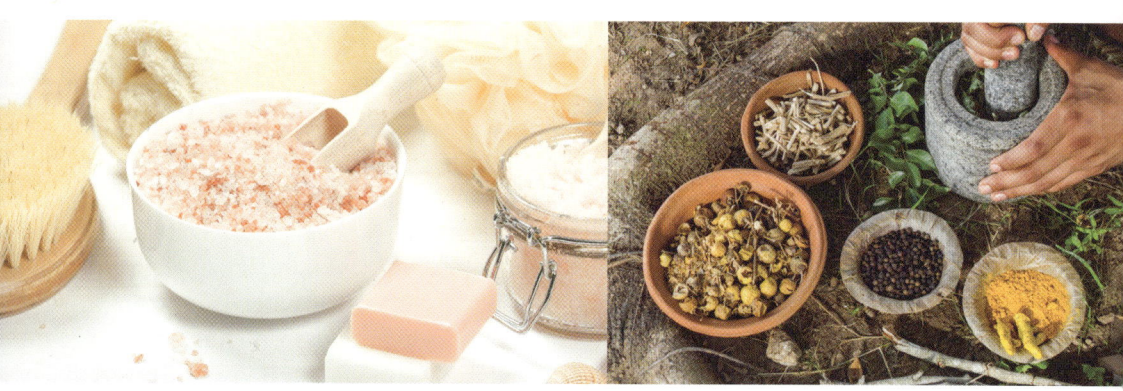

Für unsere Schönheit halten die Drogeriemarktregale ganze Armeen von Fläschchen und Döschen bereit. Cremes und Gels sollen nicht nur säubern, sondern die Haut peelen, Spliss reparieren und vor UV-Strahlung schützen. Dafür mischen die Hersteller Stoffe wie Mikroplastik und Formaldehyd unter – mit unschönen Auswirkungen auf Körper und Umwelt. Besser ist daher Naturkosmetik – doch das ist leider kein geschützter Begriff. Verlass ist vor allem auf die Labels von BDHI und NaTrue. »Natur« ist jedoch auch hier nicht gleich bio: Nur »Biokosmetik« enthält 95 Prozent biologisch angebaute Inhaltsstoffe.

Deos mit Aluminium

Deos und Antitranspirantien schützen vor Achselgeruch. Letztere sollen auch die Schweißproduktion verringern – meist mithilfe von Aluminium. Die Auswirkungen sind unklar, aber Experten raten vorsorglich vom Einsatz des porenverstopfenden Metalls ab. Gesetzlich vorgeschrieben ist eine Deklaration nicht, und so gibt es auch Aluminium-Produkte, die »Deospray« heißen. Stiftung Warentest hat gezeigt, dass auch viele pflanzliche Mittel zuverlässig vor Geruch schützen.

Peeling-Duschgel

Für den Peelingeffekt werden in Deutschland jährlich 500 Tonnen Mikroplastik in Duschgels und Lotionen verkauft. Bis zu 14 Polyethylen- oder -propylenteilchen pro Liter Wasser schaffen es durch die Kläranlagen ins Meer. Alternativen wie Kokosflocken oder Seesand sind bekannt, abbaubare Produkte wie hydrierte Kieselsäure oder Kasein-Biopolymere stehen in den Startlöchern. Unter bund.net/mikroplastik listet der BUND die Produkte auf, in denen (noch) Mikroplastik steckt.

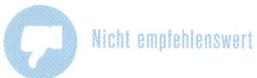

Bedingt empfehlenswert   Nicht empfehlenswert

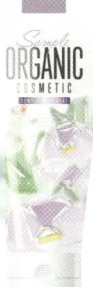
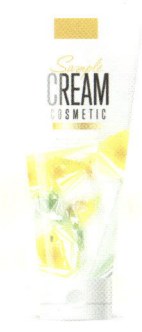
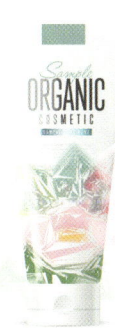
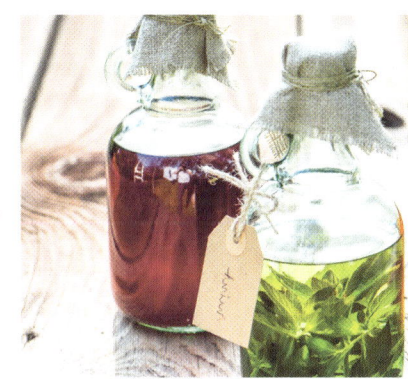
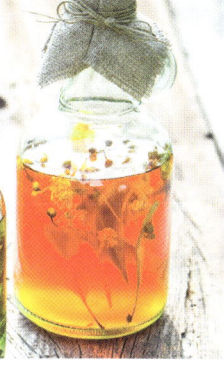

Repair-Shampoo

Um aufgeraute oder splissige Haare zu reparieren, mischen Hersteller Silikone ins Shampoo. Auch in Hautcreme, Lippenstift und Deos kommen die auf »-icone« und »-iloxane« endenden Stoffe vor. Die schädlichen Inhaltsstoffe reichern sich über Abwasser und Klärschlamm in Grundwasser und Böden an. Langlebige Siloxane wie D4, D5 und D6 wurden bereits in Speisefischen gefunden. Vor allem Shampoo für fettiges Haar enthält dagegen nur wenige derartige Pflegestoffe.

Hautcremes ohne Öl

Übliche Tagescreme hilft gegen durch Schminke und Reinigungschemie ausgetrocknete Haut. Gesundheitsbewusste nehmen dabei Naturkosmetika mit Bio-Fair-Trade-Palmöl oder Kokosöl. Bei manchen konventionellen Mitteln verstecken sich enorme Mengen an Kohlenwasserstoffen aus Mineralöl. Krebsrisiko: potenziell besorgniserregend. Also: Finger weg von Cremes mit dem Inhaltsstoff »Mineralöl«.

Menstruationstassen

Unmengen Baumwolle werden für Tampons verbraucht (siehe Seite 153). Hinzu kommen Bleichungsmittel und Plastikmüll. Neben Öko-Tampons und waschbaren Binden steigen deshalb manche Frauen auf Menstruationstassen um, die es für rund 20 Euro im (Internet-)Handel gibt. Europäische Produkte aus medizinischem Plastik halten bis zu fünf Jahre, da sie nach Gebrauch ausgekocht und wiederverwendet werden. Das macht sie auch noch billiger als Tampons.

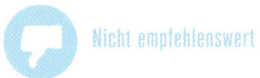 Nicht empfehlenswert

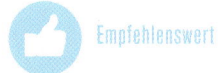 Empfehlenswert

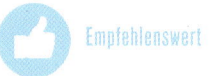 Empfehlenswert

GEWUSST WIE:
FRÜHJAHRSPUTZ OHNE CHEMIE

Reinigungsmittel gelangen mit dem Putzwasser in die Umwelt. Da wir sie fast täglich einsetzen, ist die Chemikalienbelastung im Abwasser teils erheblich. Jährlich werden in Deutschland mehr als 1,3 Millionen Tonnen Wasch- und Reinigungsmittel von Privathaushalten gekauft – die industrielle Nutzung gar nicht mit eingerechnet.

Teure Wasseraufbereitung

Sicher sind Privathaushalte nicht die Hauptverschmutzer, aber es lohnt sich, mit Chemie sorgfältig umzugehen – das nützt nicht nur unserer Gesundheit, sondern spart auch Geld, direkt, aber auch indirekt. Denn auf Dauer wird es immer teurer, Wasser in Trinkwasserqualität aufzubereiten, weil Kläranlagen immer aufwendigere Reinigungsschritte entwickeln und anwenden müssen. Und: Längst nicht jeder Stoff, der ins Abwasser gelangt, kann rückstandslos entfernt werden. Es kommt also darauf an, dass Schadstoffe gar nicht erst im Wasser landen.

Unnötige Chemie

Vor allem aggressive oder desinfizierende Reinigungsmittel sind im Haushalt überflüssig. Sie belasten das Abwasser unnötig stark und können obendrein leicht Allergien auslösen. Daher setzen einige Anbieter von Reinigungsmitteln konsequent auf hautfreundliche, dermatologisch getestete Rezepturen und bewerben das auch gut sichtbar. Ferner auf naturbasierte Wirkstoffe, Tenside pflanzlichen Ursprungs mit hoher biologischer Abbaubarkeit und minimalem Einsatz von Parfümkomponenten; auch Phosphate, Formaldehyd und halogenorganische Verbindungen kommen immer weniger zum Einsatz. Hier hilft im Zweifelsfalle ein Blick auf die Inhaltsstoffe.

Doch nicht nur die Hersteller sind gefordert, auch wir können etwas tun: Mit den nachfolgenden Tipps wird das Putzen umweltfreundlicher – gemacht werden muss es leider immer noch.

7 TIPPS, DIE WIRKLICH WAS BRINGEN

Biologisch abbaubare Reiniger, sparsam dosieren und nicht zu viele Spezialmittel – für die Umwelt ist das das Beste

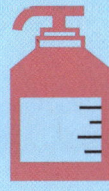

Dosierung

Mehr Putzmittel als angegeben belastet unnötig die Umwelt

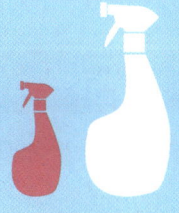

Konzentrate

Lassen sich mit Wasser strecken, sparen Verpackungsmüll

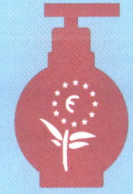

Putzen mit Siegel

Reiniger mit Bio-Siegel, Euro-Blume oder Blauem Engel verwenden

Antibakteriell ist unnötig

Einige Inhaltsstoffe stehen im Verdacht, hormonähnlich zu wirken

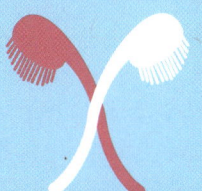

Kräftig schrubben

Physik statt Chemie reduziert die Reinigermenge

Sofort putzen

Frischer Schmutz lässt sich oft nur mit bloßem Wasser entfernen

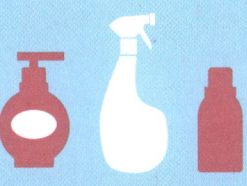

Wenige Reiniger

Allzweckreiniger, Handspülmittel, WC-Reiniger, Scheuermilch – das reicht.

WARMWASSER
DIE TEMPERATUR MACHT DEN UNTERSCHIED

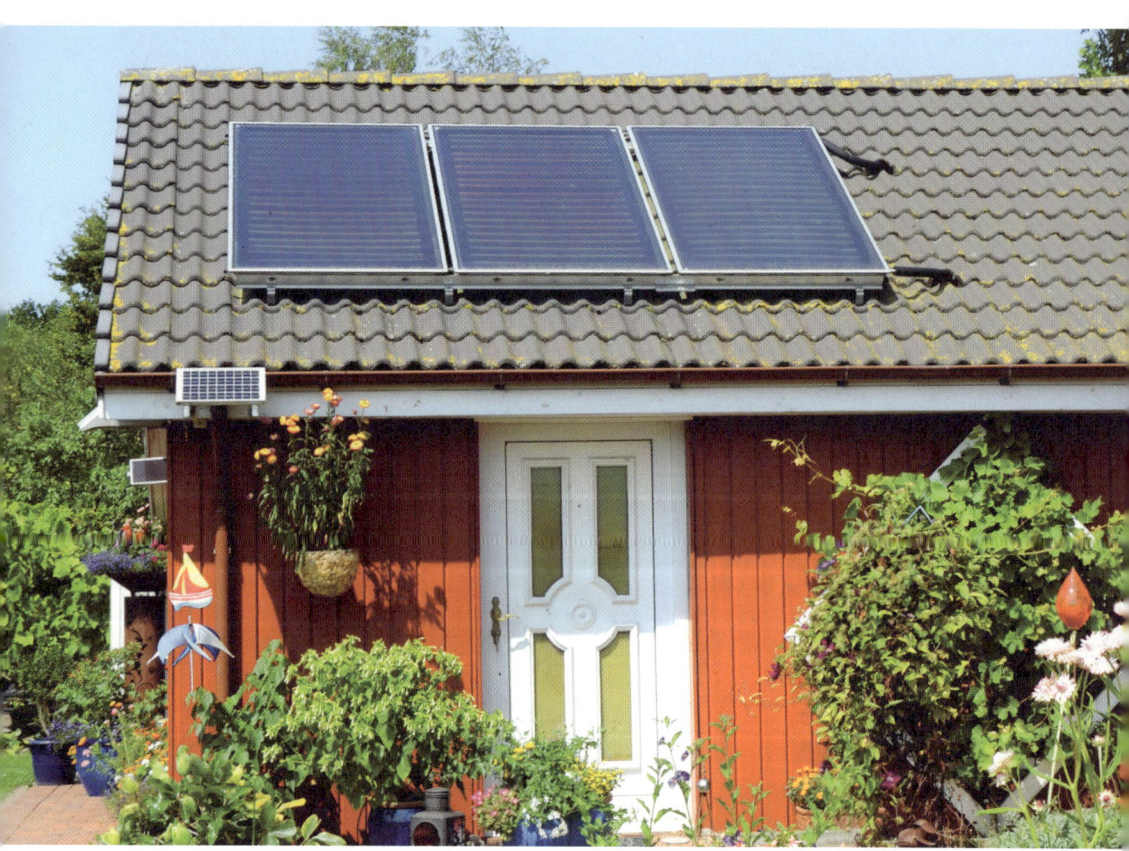

Deutschland ist Wassersparmeister. Dabei ist Wassersparen in Sachen Umweltschutz eher ein Symbolakt, denn Sparspüler bei uns verändern nichts an der Wasserknappheit in anderen Ländern. Wasser ist nun mal ungleichmäßig verteilt – das ist ungerecht, aber auch naturgegeben. Übrigens: Wegen des hohen Fixkostenanteils von etwa 80 Prozent bei der Wasserversorgung spart man mit Wassersparen kaum Geld.

Beim Warmwasser für Dusche oder Wanne liegt dafür mehr Potenzial: 1200 kWh Strom verbraucht ein 3-Personen-Haushalt bei elektrischer Wassererwärmung. Das sorgt für so viel CO_2 wie 3.700 Kilometer Autofahrt!

Ein 90-Grad-Winkel macht den Unterschied

Am Handwaschbecken steht der Hebel der Mischbatterie meist in Mittelstellung. Ob aus Gewohnheit oder weil es symmetrischer aussieht – so fließt dauerhaft lauwarmes Wasser, obwohl kaltes beim Händewaschen ausreichen würde. Den Hebel einfach ganz nach rechts drehen und dort belassen. Energiespar-Armaturen liefern in Mittelstellung »kalt« und lassen sich nicht nach rechts drehen. Und wer den Hebel nur halb öffnet, spart auch.

Viel Luft spart viel Geld

Ein Vollbad verbraucht rund 160 Liter Warmwasser, eine Dusche hingegen nur ein Viertel der dafür notwendigen Energie. Doch man kann noch mehr tun: Spard0uschköpfe mischen dem Wasser Luft bei, gefühlt erhöht sich so sein Volumen. In der Dusche fließt nur noch halb so viel Wasser bei gleichbleibendem Duschspaß. Das spart den Anschaffungspreis ab ca. 20 Euro schnell wieder ein. Leicht zu montieren sind sie obendrein.

Durchflussbegrenzer für Hähne an Wasch- oder Spültisch sparen ebenso. Einzige Hürde bei Durchlauferhitzern: Nicht immer kommt dieser mit dem reduzierten Wasserdurchfluss klar.

Gasdurchlauferhitzer oder -thermen

verursachen weniger CO_2 als Stromgeräte und sparen Geld, denn die geringeren Energiekosten gleichen den höheren Anschaffungspreis schon nach wenigen Jahren aus. Bei Stromdurchlauferhitzern sind elektronische Geräte empfehlenswerter als hydraulische, sie brauchen 20 Prozent weniger Energie. Wichtig: Beim Einbau eines Durchlauferhitzers auf kurze Leitungen zur »Zapfstelle« achten. So geht weniger Wärme unterwegs verloren.

Solaranlagen

gibt es nicht nur für Strom, sondern auch für Warmwasser. Das mit Sonnenenergie erwärmte Wasser spart CO_2 und Geld. Höhere Anfangskosten sind nach einem Vergleich der Stiftung Warentest gegenüber Elektrodurchlauferhitzern nach etwa sechs Jahren ausgeglichen. Einige Spül- und Waschmaschinen lassen sich an die Warmwasserleitung anschließen, erwärmen Wasser also nicht selbst. Kommt das warme Wasser aus der Solaranlage, lassen sich so 30 Prozent Strom sparen.

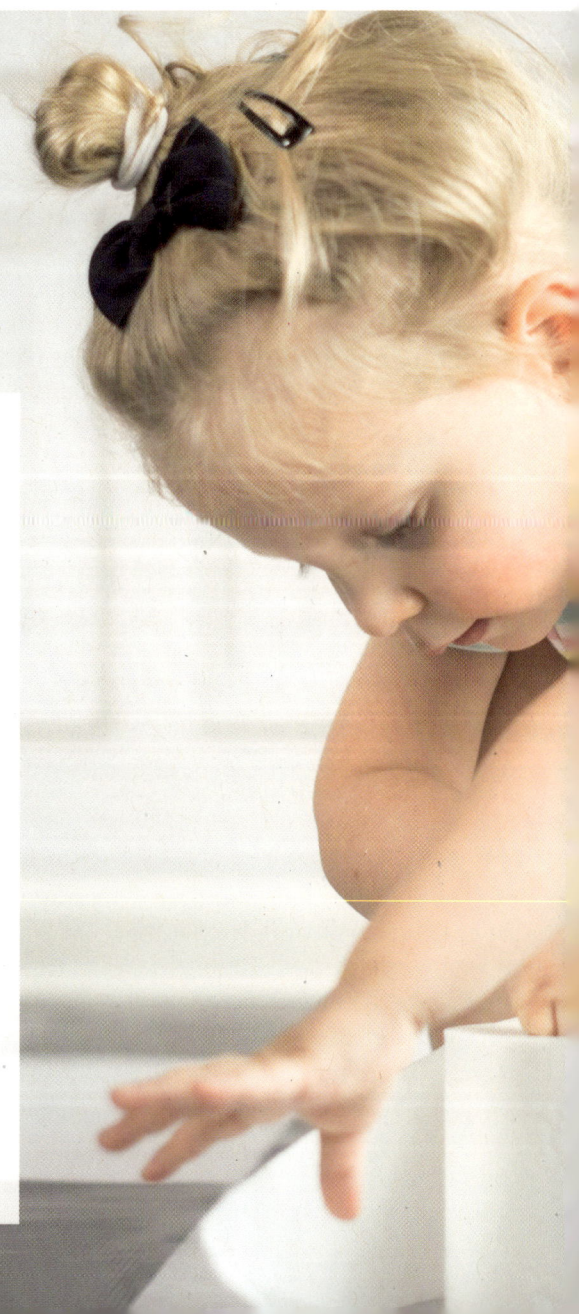

WEISSES PAPIER – ZU SCHADE FÜRS KLO

BUNTE BLUMEN?

Mal ehrlich: Brauchen wir Blümchen auf dem Toilettenpapier? Nicht wirklich! Gerade auf dem Lokus treiben die Ideen der Hersteller bunte Blüten. Ähnlich bizarr ist es auch, dass tonnenweise FSC-Papier, gewonnen aus frischen Bäumen, weiß gebleicht und weich gepresst wird, um dann mit viel Wasser und Energie im Klo zu verschwinden. Zum Teil ähnlich bedenklich: feuchtes Klopapier in Plastikverpackungen. Diese Papiere verstopfen Abfluss und Wasserpumpen. Ökologischer und billiger ist es, ein nassfestes Hygienepapier selber anzufeuchten.

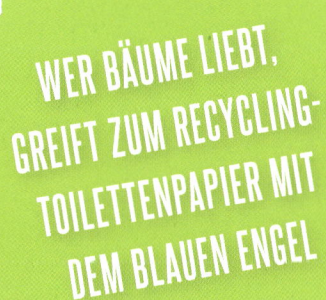

WER BÄUME LIEBT, GREIFT ZUM RECYCLING-TOILETTENPAPIER MIT DEM BLAUEN ENGEL

BLAUER ENGEL!

Bei Hygienepapieren ist der Einsatz von Recyclingpapier ganz besonders sinnvoll. 67 Prozent Wasser, 50 Prozent Energie und 2,4 Kilogramm Holz spart ein Kilo Recycling-Klopapier etwa im Vergleich zu frischer Zellulose. Verlass ist auf Recycling-Papiere insbesondere auch mit FSC-Siegel, vor allem aber auf den »Blauen Engel«.
Und die Qualität? Die kann sich mittlerweile wirklich sehen lassen. Rau war gestern – heute können viele Marken locker mit dem Komfort der klassischen Rolle mithalten.

GEWUSST WIE:
NACHHALTIG WÄSCHE WASCHEN

Strom für rund 110 Euro verbraucht ein Haushalt mit drei Personen im Jahr, um die Wäsche sauber und trocken zu bekommen. Das entspricht 13 Prozent vom durchschnittlichen Stromverbrauch, wenn man das warme Wasser (siehe Seite 82) außen vor lässt.

Waschtipps für 19 Euro

Eine Waschmaschine steht in fast jedem deutschen Haushalt. Dass das mal anders war, ist heute schwer vorstellbar. Die Maschinen werden immer größer. Acht oder gar neun Kilogramm Fassungsvermögen bei Waschmaschinen und Trocknern bekommt nicht jeder voll – und nur voll beladen sind die Maschinen wirklich so sparsam, wie auf dem Energielabel steht. Bei weniger Wäsche soll die Mengenautomatik Wasser- und Energieverbrauch entsprechend der Menge senken. Doch das hilft nur zum Teil, denn bei halber Beladung reduziert sich der Stromverbrauch sowohl bei Waschmaschinen als auch bei Trocknern nur um rund 30 Prozent. Also: Maschine nur so groß wie nötig kaufen.

Kurzprogramme sparen Zeit, es ist aber ein Trugschluss, dass sie auch sparsam waschen. Am wenigsten Wasser und Strom brauchen Spar- oder Eco-Programme, auf deren Leistung das Energielabel beruht. Bei mehr als drei Stunden Laufzeit nutzen sie viele nicht – und vergeben die Sparchance. Ist die Maschine nur halb voll oder wird heißer als nötig gewaschen, kann der Stromverbrauch schnell fast doppelt so hoch sein wie nötig, auch hier lässt sich sparen.

Waschtipps für 21 Euro

Weniger selbstverständlich als eine Waschmaschine ist ein Trockner. Daran ist unter anderem der hohe Stromverbrauch schuld. Selbst Trockner der besten Effizienzklasse A+++ brauchen für eine Wäscheladung doppelt so viel Strom wie das vorherige Waschen in einer ebenso sparsamen Maschine. Dennoch haben bereits 40 Prozent der deutschen Haushalte einen Trockner. Gerade Familien können nicht immer darauf verzichten. Umso wichtiger ist es, ihn sparsam zu benutzen: 1.400 statt 1.000 Umdrehungen pro Minute beim Vorschleudern in der Waschmaschine sparen fast 25 Prozent Strom im Trockner.

Vorteilhaft sind feuchtigkeitsgesteuerte Trockner, Modelle mit Zeitschaltuhr laufen ohne Rücksicht darauf, ob die Wäsche früher trocken ist. Zuletzt: Waschmaschine und Trockner sollten die gleiche Menge aufnehmen können.

9 TIPPS, DIE WIRKLICH WAS BRINGEN

Die besten Energiespartipps für das Bad sparen bei drei Personen pro Jahr 40 Euro und 74 Kilo CO_2

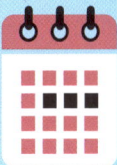

Seltener

waschen schont Stoffe
und Klima, also auch mal
mehrmals tragen

Länger

laufen Sparprogramme.
Geduld lohnt:
16 Cent weniger jedes Mal

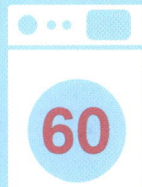

Kochen

ist selten nötig.
60 Grad statt Kochwäsche
spart die Hälfte Strom

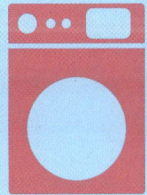

Kühler

Für Feinwäsche und Buntes
reichen 30 bis 40 Grad

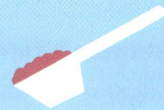

Dosieren

des Waschpulvers
nach Dreck und Wasserhärte
entlastet das Wasser

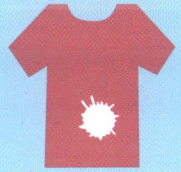

Extra

behandelte Flecken
sparen heißeres Waschen
für alles

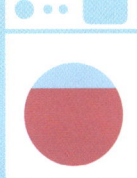

Füllen

Sie Waschmaschine
und Trockner stets richtig voll

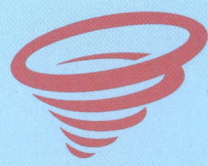

Vorschleudern

In der Waschmaschine
bei hoher Drehzahl
spart Trockner-Energie

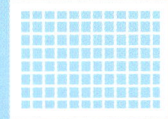

Reinigen

von Flusen- und
Wärmepumpensieben senkt
Trocknerverbrauch

WÄSCHETROCKNEN, ABER RICHTIG

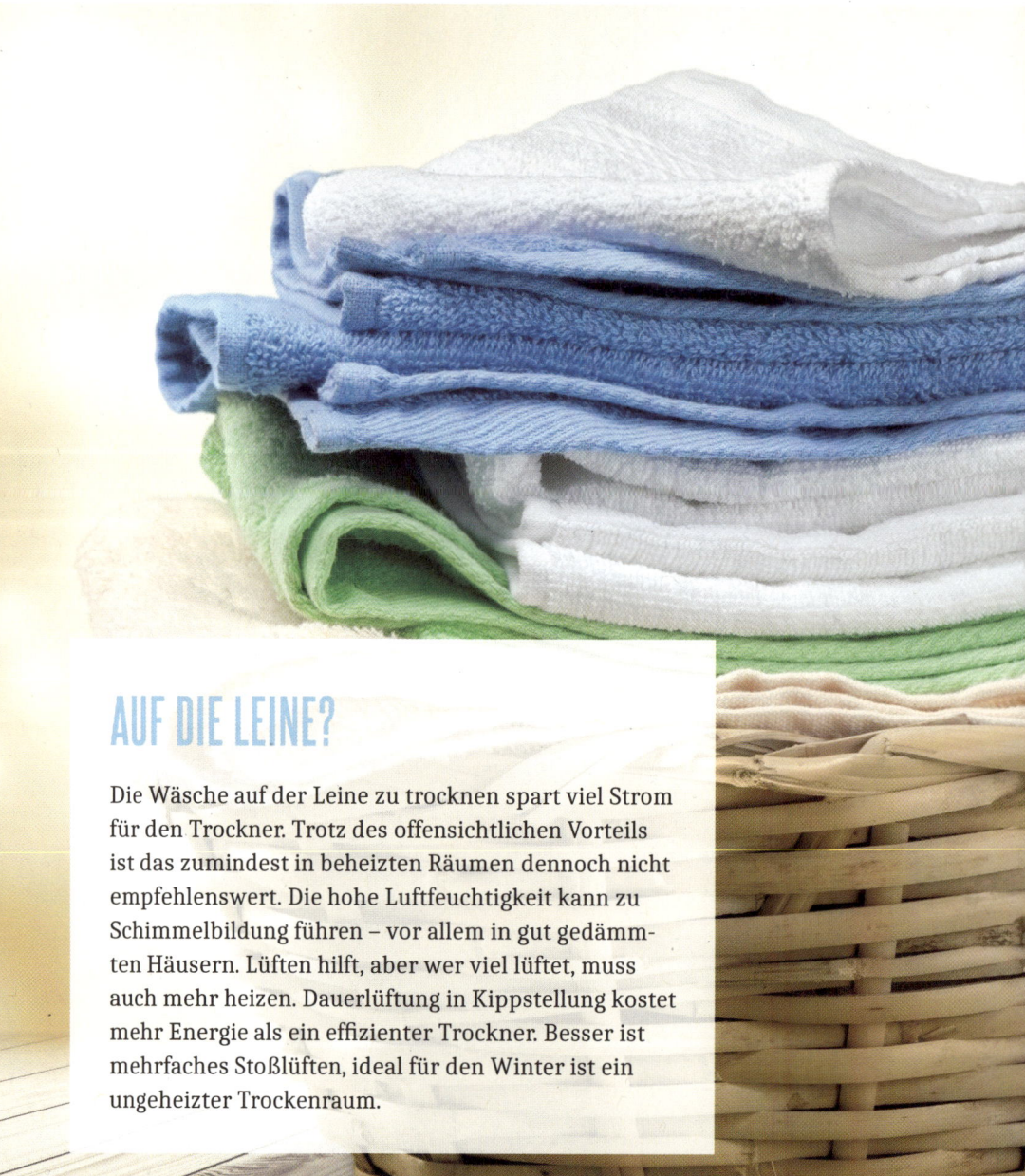

AUF DIE LEINE?

Die Wäsche auf der Leine zu trocknen spart viel Strom für den Trockner. Trotz des offensichtlichen Vorteils ist das zumindest in beheizten Räumen dennoch nicht empfehlenswert. Die hohe Luftfeuchtigkeit kann zu Schimmelbildung führen – vor allem in gut gedämmten Häusern. Lüften hilft, aber wer viel lüftet, muss auch mehr heizen. Dauerlüftung in Kippstellung kostet mehr Energie als ein effizienter Trockner. Besser ist mehrfaches Stoßlüften, ideal für den Winter ist ein ungeheizter Trockenraum.

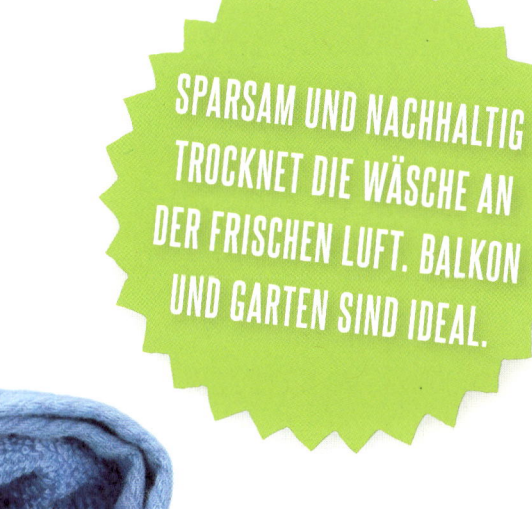

SPARSAM UND NACHHALTIG TROCKNET DIE WÄSCHE AN DER FRISCHEN LUFT. BALKON UND GARTEN SIND IDEAL.

IN DEN TROCKNER!

Ein effizienter Wärmepumpentrockner ist die nachhaltigste Alternative, wenn ein guter Ort zum Trocknen auf der Leine fehlt. Ein bis zwei kWh Strom brauchen energiesparende Kondensationstrockner mit Wärmepumpe für eine Ladung »Baumwolle schranktrocken«, ohne Wärmepumpe leicht mehr als doppelt so viel.

Alte Trockner sind echte Stromfresser. Bei 70 Prozent weniger Stromverbrauch als vor 15 Jahren lohnt sich der Austausch.

Wichtig zu wissen: Wärmepumpentrockner enthalten klimawirksame Kältemittel. Altgeräte müssen daher beim Recyclinghof entsorgt werden.

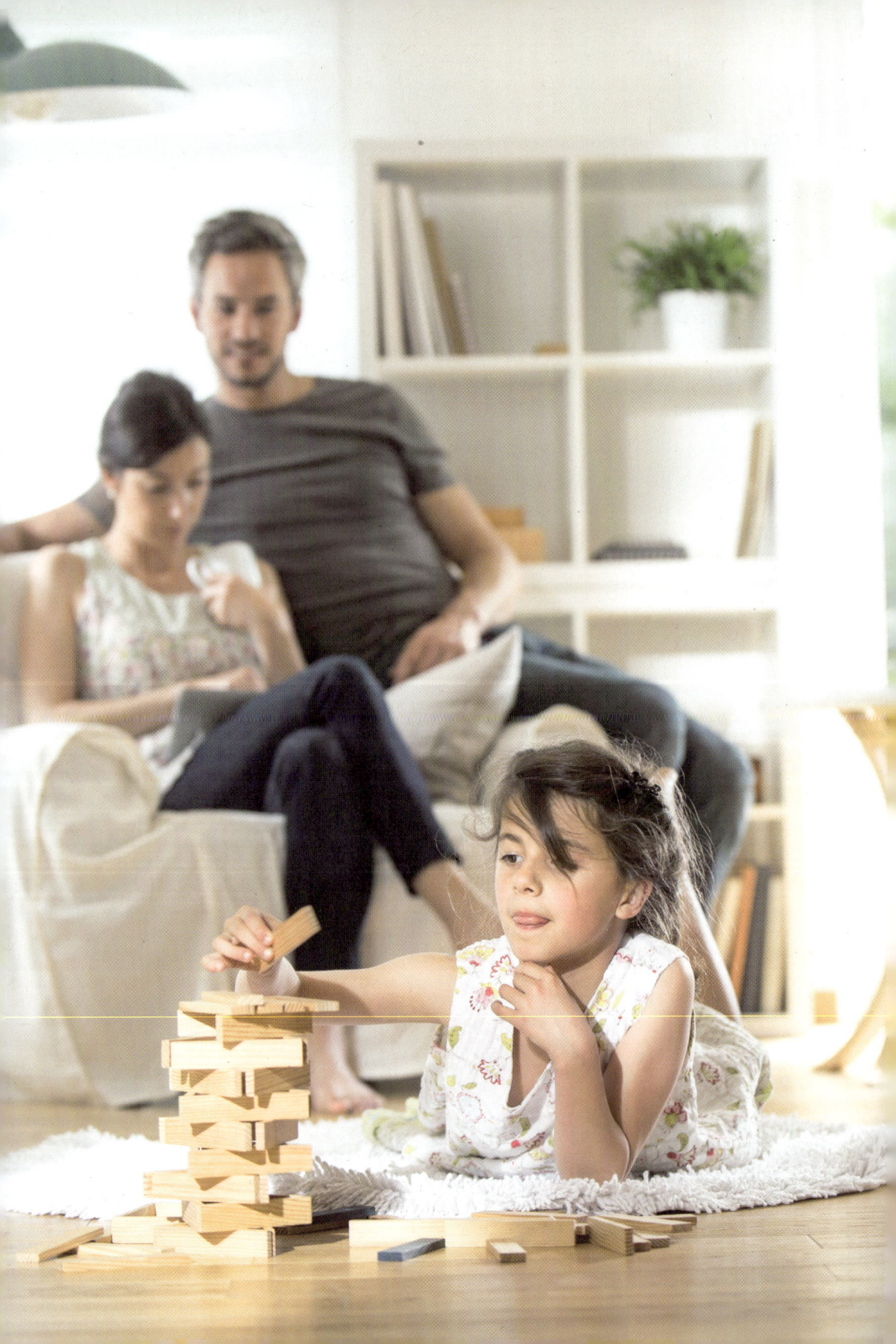

WOHN ZIMMER

Home, sweet home – wenn wir diese Redewendung einem Raum zuordnen müssten, die meisten von uns würden wohl das Wohnzimmer wählen. Hier ist es richtig gemütlich: Auf der Couch machen es sich die Eltern bequem, auf dem Teppich der Hund, und auch die Kinder ziehen die Gemeinsamkeit im wohlig-warmen Wohnzimmer oft dem Kinderzimmer vor. In puncto Nachhaltigkeit lohnt es sich hier ganz besonders, den Wärmeverbrauch im Blick zu haben und Stromfresser auszurangieren.

SECHS IDEEN FÜR DAS WOHNZIMMER

Zähler gegen Stromfresser

Wo sitzen die größten Stromfresser in Ihrem Haushalt? Wer das herausfindet, kann gezielter Strom sparen. Intelligente Messsysteme sollen in Zukunft dabei helfen. Sie bestehen aus einem digitalen »intelligenten Stromzähler«, dem »Smart Meter«, und einem »Smart Meter Gateway«, das Zählerwerte speichern kann und in ein Kommunikationsnetzwerk eingebunden ist.

Die altbekannten schwarzen Ferraris-Zähler mit der Drehscheibe sollen bis 2032 vollständig durch »intelligente Zähler« abgelöst sein. Verpflichtend ist der Einbau für Privathaushalte mit einem Verbrauch von weniger als 6.000 Kilowattstunden jährlich derzeit nur bei Neubauten oder Sanierungen. Freiwillig ist der Einbau heute schon möglich.

Mit einem »intelligenten Zähler« lässt sich der Stromverbrauch direkt an den Versorger übertragen, vom Kunden leicht ablesen und je nach Ausstattung sogar auf Fernseher, Computer oder Smartphone in Echtzeit beobachten. So wird das Aufspüren von Stromfressern im besten Fall zum Technikspaß. Engagierte Haushalte können bis zu acht Prozent Strom sparen.

Einbau und aktives Stromsparen mit einem »intelligenten Zähler« verursacht unterm Strich aber einige Kosten und Aufwand, dazu kommen die Ressourcen für Zähler plus Zubehör. Unser Rat lautet daher: Abwarten, denn die gleiche Wirkung lässt sich mit nur wenig mehr Aufwand auch mit einem einfachen Messgerät erreichen. Stromfresser ertappt ein Messgerät auf frischer Tat, indem es für die Messung zwischen Gerät und Steckdose geschaltet wird. Am besten das Messgerät beim Stromversorger ausleihen statt neu kaufen. Eine nachhaltige Alternative zum »Smart Meter« sind auch Smartphone-Apps wie der kostenlose EnergieCheck (**energiesparkonto. de**).

Gut zu wissen

Datenschutz ist bei intelligenten Messsystemen ein Thema: Via Internet übertragene Verbrauchsdaten sind ein sensibler Datenschatz. Rückschlüsse zum Verbrauchsverhalten und zur privaten Gestaltung des Tagesablaufs sind technisch möglich. Neue, strenge Standards schaffen bestmögliche Sicherheit, sind aber auch absolute Voraussetzung, damit »Smart Meter« langfristig ein Baustein der Energiewende sein können.

AUFWAND ● ● ● ●
WIRKUNG ★ ★ ★ ★

»Smart Home« hilft beim Sparen

»Smart Home«, das klingt nach Zu-kunftstechnik – und ein wenig Science-Fiction steckt durchaus in der Idee vom intelligenten Wohnen. Doch was genau verbirgt sich hinter »Smart Home«, und welche Chancen bietet es?

»Smart Home« ist ein Oberbegriff für eine Vielzahl von Anwendungen im Haus oder in der Wohnung, mit denen sich Geräte und Haustechnik per Funk oder Internet vernetzen und über Tab-let, Smartphone oder Computer steuern lassen. Die Palette reicht vom digitalen Zähler über die fernsteuerbare Heizung, bei offenen Fenstern selbsttätig schlie-ßende Thermostate, kabellose Licht-schalter und vernetzte Haushaltsgeräte bis zur Steuerung einer Solaranlage. Auch sicherheitsrelevante Elemente wie Rauchmelder, Wasser- und Bewegungs-sensoren sowie Überwachungskameras lassen sich einbinden.

Technik und Einbau sind in den letzten Jahren immer einfacher geworden. Vie-le Anbieter und Stromversorger bieten »Smart Home«-Lösungen an. Je nach Wunsch sind auch nur einzelne Anwen-dungen installierbar, statt gleich auf ein komplett vernetztes, intelligentes Haus umzurüsten. Die Auswahl erfordert et-was Aufwand, eine Internetrecherche hilft, Passendes zu finden.

Aus Umweltsicht sind Funktionen inter-essant, mit denen sich Strom und vor allem Wärme einfacher und zuverlässi-ger sparen lassen als ohne smarte Ver-netzung. Heizung auf Hochtouren bei geöffnetem Fenster gibt es mit einem »Smart Home« nicht mehr. Der Ther-mostat denkt mit und regelt die Wärme ab. Das Licht im Flur lässt sich bequem vom Sofa aus ferngesteuert löschen oder der Stromverbrauch auf dem Smart-phone verfolgen und kontrollieren. In einem solchen Gesamtkonzept ist auch ein »Smart Meter« sinnvoll. Empfehlens-wert, aber noch selten angeboten sind Tarife, bei denen Strom billig ist, wenn viel davon im Angebot ist – denn Strom aus erneuerbaren Energien wie Wind und Sonne steht wetterbedingt auch mal im Überfluss zur Verfügung. Wer zum richtigen Zeitpunkt die Waschmaschine startet, spart Geld, hilft, diesen Strom zu nutzen, und entlastet die Stromnetze, ein echter Beitrag zur Energiewende.

Zukünftig könnten die Versorger im »Smart Home« vernetzte Waschmaschi-nen & Co. sogar per Fernsteuerung an-schalten und somit Stromangebot und -nachfrage besser ausbalancieren – falls wir als Kunden die Gerätesteuerung aus der Hand geben.

AUFWAND ● ● ● ●
WIRKUNG ★ ★ ★ ★

TV-Techniktrends vertrödeln

In die Röhre schauen nur noch wenige Haushalte. 84 Prozent nutzen bereits einen Flachbildfernseher – 2012 waren es erst 59 Prozent. Den Stromverbrauch hat das nicht gesenkt. Im Gegenteil: In nur 15 Jahren hat sich der Anteil des Medienkonsums am Haushaltsstromverbrauch auf 27 Prozent glatt vervierfacht. Die Fernseher werden immer größer, mehr Größe aber braucht oft mehr Strom. Neue Techniktrends locken, noch funktionierende Fernseher zu ersetzen und mehr Zusatzgeräte anzuschaffen. Dabei stecken in den Geräten Rohstoffe und Herstellungsenergie, pro Fernseher rund 200 Kilo CO_2. Ist ein Neukauf dran, auf eine gute Energieeffizienzklasse achten und eher eine Bildschirmgröße kleiner wählen. Bei Geräten mit integrierter Aufnahme- oder Empfängerfunktion erübrigen sich weitere Zusatzgeräte. Unser Tipp macht nicht viel Mühe: trödeln und abwarten! Den Fernseher möglichst lange behalten und nicht gleich durch jede Neuentwicklung ersetzen. Diese sind zu Beginn ohnehin oftmals überteuert und ihre Software noch nicht ausgereift.

Möbel mit Geschichte

Sich einzurichten, ohne die Geduld in vollen Möbelhäusern oder die Finanzen zu überfordern, ist eine Herausforderung. Wenn's auch noch gut für die Umwelt sein soll, wird's in der Praxis oft schwierig. Allein schon, weil unklar ist, woran nachhaltige Möbel überhaupt zu erkennen sind.

Spanplatten bestehen immerhin aus Holz und Holzresten und sind gesundheitlich unproblematischer als früher. Stammt der Werkstoff aus der EU, darf Formaldehyd nur noch in unbedenklichen Mengen ausgasen. Leider sind solche Möbel nicht besonders lange haltbar oder gut zu recyceln. Vollholz-, Rattan- oder Korbmöbel sind die meist stabilere, besser verarbeitete, aber auch teurere Alternative aus nachwachsenden Rohstoffen. Importierte Ware aber ist oft pestizidbehandelt oder hinterlässt Kahlschlagflächen. Das FSC-Siegel bietet gewisse Sicherheit für nachhaltige Forstwirtschaft. Möbel, die wichtige Nachhaltigkeitskriterien erfüllen, tragen als RAL-Gütezeichen ein goldenes »M«. Den Preis kann oder will aber nicht jeder zahlen.

Eine gute Wahl sind solide verarbeitete Möbel, die stabil und somit langlebig sind. Achten Sie auf austauschbare Teile und Reparierbarkeit. Besonders nachhaltig sind gebrauchte Waren, neudeutsch Vintage-Möbel. Ob geerbt, Klassiker aus dem Antikladen, Schnäppchen aus dem Internet, vom Nachbarn, Flohmarkt oder Sperrmüll: Wer sucht, findet gut Erhaltenes günstig und verleiht seiner Einrichtung einen besonderen Stil.

Im Internet findet man außerdem zahlreiche Anleitungen, wie man alte Möbel verschönert oder aus Ausgesondertem ganz Neues zimmert – aus einer alten Tür wird schnell ein neuer Tisch. Mehr dazu, etwa wie das Selberbauen mit alten Europaletten gelingt, auf Seite 170 f.

Gut zu wissen

Leder ist ein natürliches Material und schick als Sofabezug, die Bearbeitung in den Hauptproduktionsländern schädigt aber die Gesundheit der Gerber. Auch der Tierschutz wird nicht immer beachtet (siehe Seite 139). Für Sofas & Co. gibt es Alternativen wie Baumwolle oder Korkstoff – ein neuer Trend, der in vielen Eigenschaften an Leder erinnert.

AUFWAND ● ● ● ● ●
WIRKUNG ★ ★ ★ ★

Gebrauchtes Spielzeug

Schnell gekauft, aber selten genutzt? Manches Spielzeug bietet nur kurze Freude. Oft ist die Verpackung um einiges größer als Spielspaß und Kinderinteresse. Billiges geht schnell kaputt, so landet manches (Spiel-)Zeug im Müll oder sammelt sich im Kinderzimmer.

Dazu kommen unerwünschte Schadstoffe. Überraschend: das viel gescholtene Plastikspielzeug kann hier besser abschneiden als potenziell nachhaltiges Holzspielzeug mit schädlichen Lacken. Selbst bei in Deutschland hergestellten Produkten und im Spielzeug für Kleinkinder tauchen Formaldehyd, Schwermetalle und andere kritische Stoffe in teils hohen Konzentrationen auf. Deren Einsatz ist im schlimmsten Fall Gift für die Gesundheit. Die Gewerbeaufsicht macht nur Stichproben. Wichtig ist, den eigenen Sinnen zu vertrauen: Was komisch riecht, eher meiden. Mehr Schutz als die CE-Kennzeichnung bieten Siegel wie das GS-Zeichen. **fair-spielt.de** listet Unternehmen auf, die sich für menschenwürdige Arbeitsbedingungen bei der Herstellung einsetzen und fast ausschließlich in Deutschland oder der EU produzieren. Das reduziert Transportwege und sichert europäische Standards.

Die Kleinsten spielen kreativ und superressourceneffizient mit dem, was da ist.

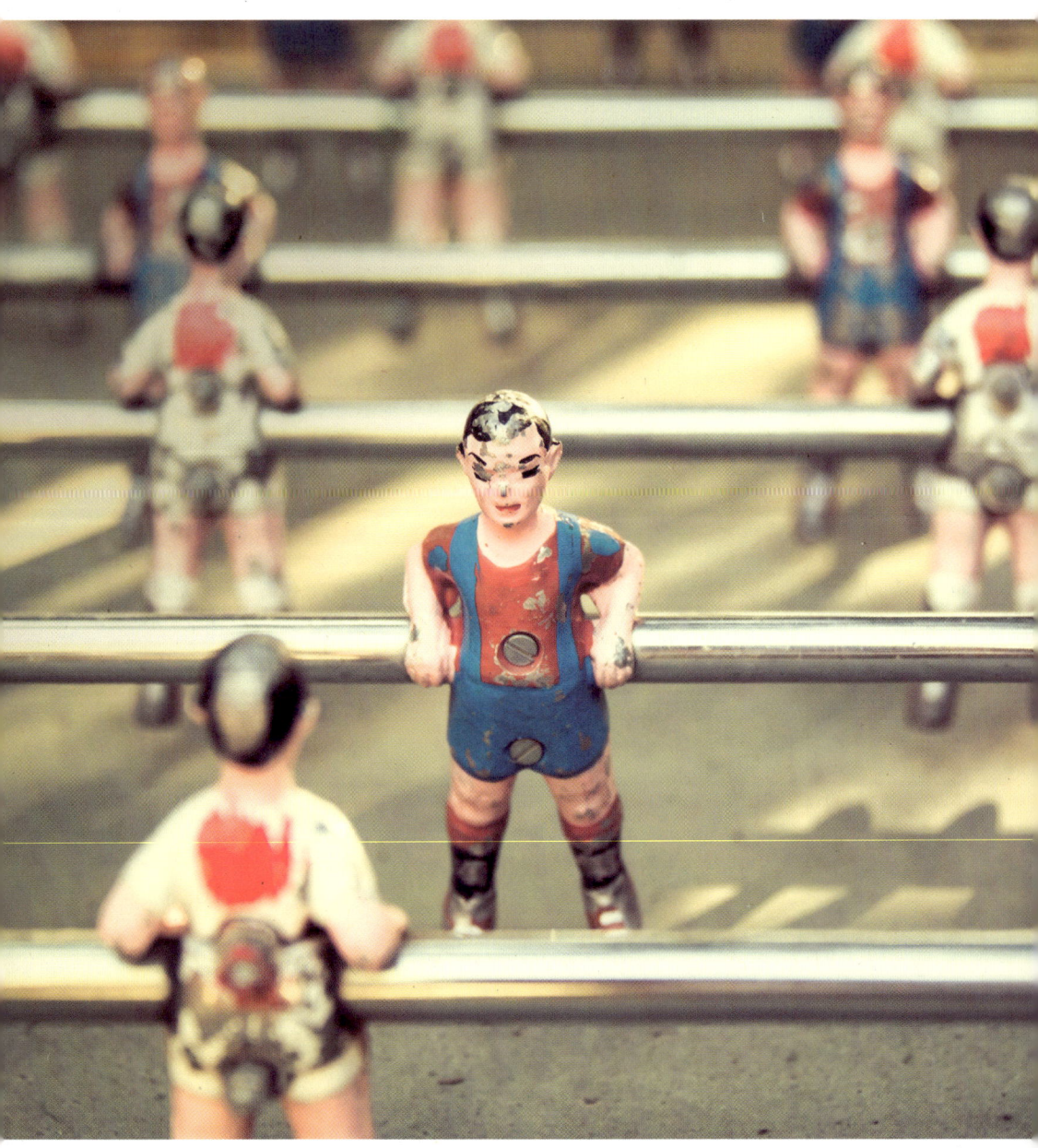

Töpfe, Tupperdosen, Steinchen aus dem Garten, mehr braucht es oft gar nicht. Unser Rat für neues Spielzeug: besser wenig, aber Hochwertiges als viel Ungenutztes. Empfehlenswert sind langlebige Spielzeugklassiker, die sich im Spiel immer neu kombinieren und später weitergeben lassen.

Noch besser: Gebrauchtes oder Geliehenes! Mit dem Nachbarn tauschen, Brettspiele in der Bibliothek oder auf Plattformen wie **rentatoy.de** Altersgerechtes leihen. Zusatzvorteil: Schadstoffe sind schon abgenutzt.

Gut zu wissen

Erlebnisse statt Zeug verschenken ist eine Alternative mit bleibendem Erinnerungswert. Gemeinsame Ausflüge, ein Picknick oder Fußballspiel – Zeit ist manchmal mehr wert als ein weiteres Spielzeug. In Umfragen zeigt sich: Für viele Kinder ist das sogar ein Favoritenwunsch. Nachhaltig und ressourcenschonend ist es noch dazu. Gilt übrigens auch für Geschenke an Große!

Tiere aus »zweiter Hand«

Rund 30 Millionen Katzen, Hunde, Kleinsäuger und Ziervögel sowie weitere Millionen in Aquarien, Teichen und Terrarien lebten 2015 in deutschen Haushalten – nicht immer unter besten Bedingungen.

Entscheidend für mehr Freude am und für das Tier ist die Vorbereitung. Viele Tierfreunde verschätzen sich bei Zeitaufwand, Kosten sowie ihrer Schmutztoleranz. Das geht zulasten des Tieres, dessen Bedürfnisse nicht erfüllt werden oder das sich unverhofft im Tierheim wiederfindet.

Wer sich für ein Tier entschieden hat, ist in Sachen Nachhaltigkeit auf dem richtigen Weg, wenn er sich zuerst in Tierheimen oder anderen Pflegestellen umschaut. Das ist nicht ohne zeitlichen Aufwand, doch auch der richtige Welpe oder Katzennachwuchs müsste ja erst gefunden werden. Tierheime bieten zusätzliche Chancen: Tier-Kennenlernen, Tierarzt-Check, Beratung und Auskunft über die Vorgeschichte. Wer immer schon von einem Papagei geträumt hat, findet hier sogar gelegentlich Tiere, von deren Haltung sonst nur abzuraten ist.

KATZ & CO.: TIERISCH NACHHALTIG

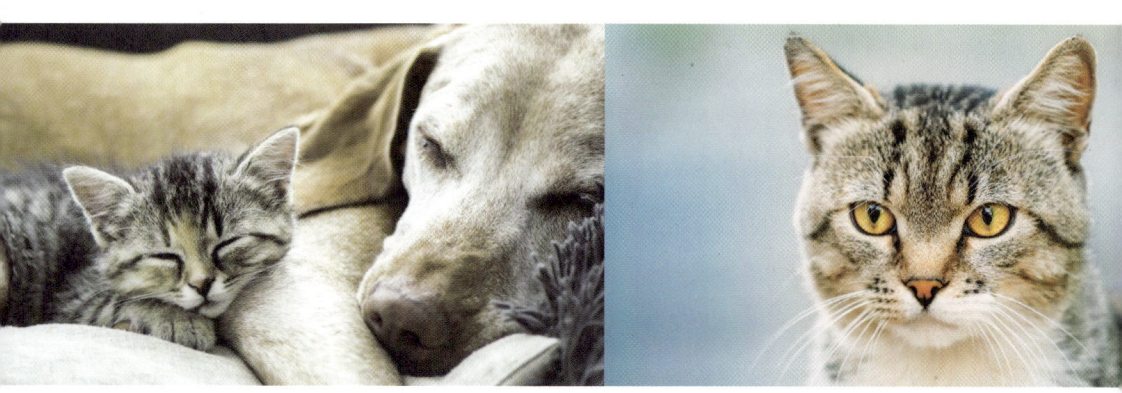

Haustiere haben viele Vorzüge. Sie sorgen für gute Laune, fördern Bewegung und Einfühlungsvermögen und sind vielfach »echte« Familienmitglieder – mit Umwelteffekt. Die Freude am Tier wollen wir uns dadurch aber nicht verderben lassen, denn auch hier kann man auf »öko« machen. Immer richtig: Widerstehen Sie dem Trend zu Einzelportionen beim Futter mit unnötigem Verpackungsabfall. Selbst gebautes Spielzeug ist kreativ und vermeidet Ressourcenverbrauch. Auf dieser Seite zeigen wir durchschnittliche CO_2-Emissionen eines Tieres pro Jahr nach einer Bilanz von ClimatePartner.

Wohnungskatzen mit Nachteil

Wo großzügig Katzenstreu erneuert wird und fleischhaltiges Futter im Napf landet, verursacht eine Hauskatze rund ein Fünftel der CO_2-Emissionen des Durchschnittsdeutschen. Freigang reduziert den Streubedarf und so die Klimabilanz. Ein Glöckchen und verkürzte Ausflüge zur Brutzeit schonen zugleich die Jungvögel. Umweltentlastung bringen auch verpackungsarmes Einkaufen und vegetarisches Zufüttern.

2.251 KG CO₂

Hundefutter im Fokus

Hund und Auto haben ähnlichen Anteil an der CO_2-Bilanz ihres Halters – und dabei ist noch nicht die Autoausfahrt zum Gassigehen berücksichtigt. Hauptursache: das Fleisch im Futter. Die meisten Hunde vertragen problemlos auch mal Vegetarisches oder geeignete Essensreste. Fertigfutter enthält oft Schlachtabfälle (»tierische Nebenprodukte«). Das scheint weniger appetitlich als frisches Muskelfleisch, nutzt aber auch Teile vom Tier, die wir verschmähen.

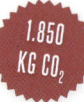

1.850 KG CO₂

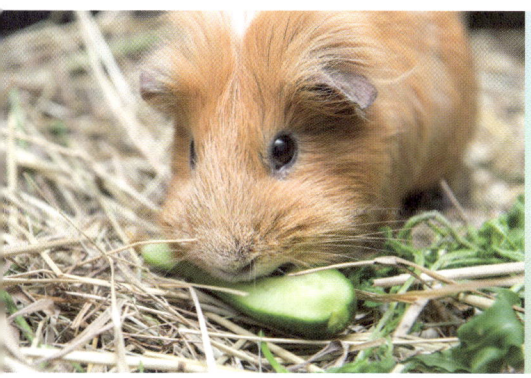
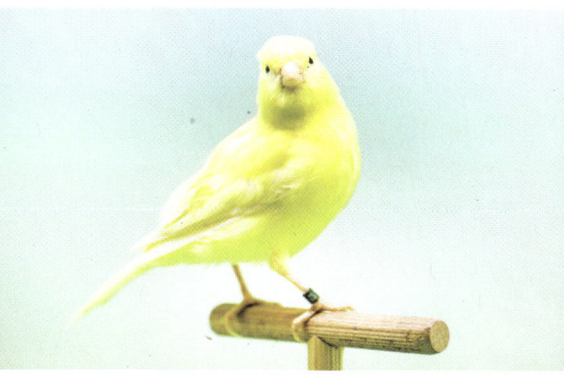

Spar(Meer-) Schweinchen

Meerschweinchen sollen nicht allein gehalten werden, doch selbst zu zweit fallen sie kaum ins »Umwelt-Gewicht«. Für das meiste CO_2 sorgt die Streu. Vielfach können die Menge und damit auch der Müll ohne Einschränkung fürs Tier reduziert werden. Gesund und zugleich verpackungsarm ist nach langsamer Gewöhnung das Füttern mit selbst gesammeltem Gras und Kräutern sowie frischem Obst und Gemüse. Auf Leckerlis und buntes Plastikspielzeug kann meist verzichtet werden.

76 KG CO₂

Klimagewinner Kanarienvogel

Kanarienvögel sind Klimagewinner im Haustierreich. Bei Körnerfutter, Vogelsand und Käfigreinigung zweimal wöchentlich kommen nach Bilanz von Climate-Partner unauffällige 14 Kilogramm CO_2 im Jahr zusammen, knapp die Hälfte davon für das Futter. Wer den Käfig warm statt wie hier berechnet mit kaltem Wasser säubert, verschlechtert die Bilanz. Sparsamer ist die zumindest gelegentliche Reinigung nur mit einem feuchten Tuch sowie das Sammeln frischer Grünpflanzen.

14 KG CO₂

Zierfische als Zahlmeister

Zierfische sind schön anzusehen, doch bei 100 Fischen im attraktiven 500-Liter-Aquarium zieht vor allem der Stromverbrauch rund 930 Kilogramm CO_2 aufs Klimakonto. Sparsamer und doch tiergerecht geht es mit Beckenisolierung und -abdeckung, vertretbarer Temperatursenkung sowie Sparlampen zur Beleuchtung. Je nach Beckengröße und Ausgangslage lassen sich bis zu 50 Prozent des Stromverbrauchs einsparen.

9,3 KG CO₂

Zum Vergleich:
Autofahren verursacht statistisch pro Kopf 1.440 kg CO_2, ein deutscher Durchschnittsbürger 10.640 kg CO_2 im Jahr.

GETEILTES WOHNEN IST DOPPELT ÖKO

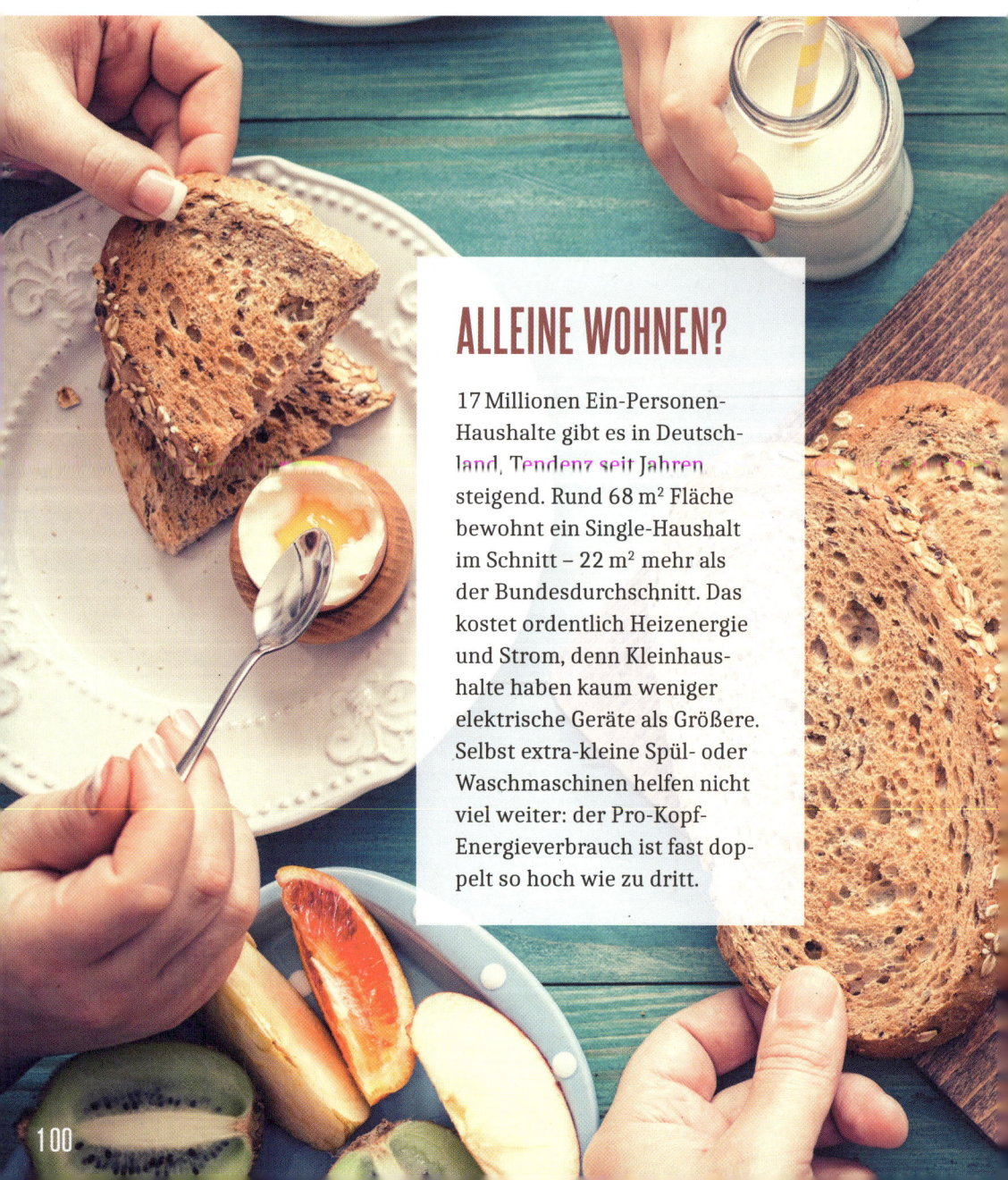

ALLEINE WOHNEN?

17 Millionen Ein-Personen-Haushalte gibt es in Deutschland, Tendenz seit Jahren steigend. Rund 68 m² Fläche bewohnt ein Single-Haushalt im Schnitt – 22 m² mehr als der Bundesdurchschnitt. Das kostet ordentlich Heizenergie und Strom, denn Kleinhaushalte haben kaum weniger elektrische Geräte als Größere. Selbst extra-kleine Spül- oder Waschmaschinen helfen nicht viel weiter: der Pro-Kopf-Energieverbrauch ist fast doppelt so hoch wie zu dritt.

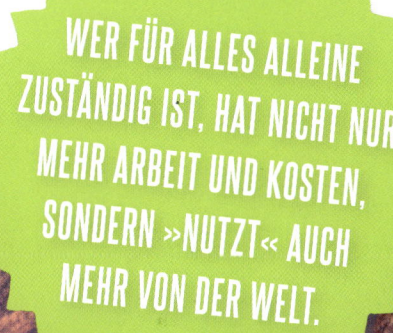

WER FÜR ALLES ALLEINE ZUSTÄNDIG IST, HAT NICHT NUR MEHR ARBEIT UND KOSTEN, SONDERN »NUTZT« AUCH MEHR VON DER WELT.

WG-WOHNEN!

Energie- und ressourcensparender sowie noch dazu viel kommunikativer sind Wohnkonzepte von der klassische WG bis zu neuen Ideen wie Wohnpartnerschaften zwischen Jung und Alt (»Wohnen für Hilfe«), Genossenschaftswohnen mit großen Gemeinschafts- und kleinen Privaträumen oder Neubauten mit flexiblen Wänden. Doch prüfe, wer sich lange bindet, denn für viele ist das Zusammenwohnen nichts. Dann sollte man wenigstens bei seinem Hauseigentümer für eine gute Wärmedämmung, eine moderne Heizung und eine gute Warmwasserversorgung plädieren – und selbst in langlebige Möbel investieren.

GEWUSST WIE:
ENERGIEKOSTEN SPAREN

Hand aufs Herz: Kennen Sie Ihren Strom- und Wärmeverbrauch? Viele von uns wissen vielleicht, wie hoch die monatlichen Abschlagszahlungen sind, aber welcher Verbrauch steckt dahinter?

Ein ganz normaler Haushalt ...

mit drei Personen verbraucht im Jahr ungefähr 2.900 Kilowattstunden Strom. Eine Kilowattstunde kostet im Schnitt 29 Cent – das entspricht Stromkosten von rund 840 Euro im Jahr. Kommt Warmwasser aus Durchlauferhitzer oder Speicher hinzu, sind es schnell 1.200 Euro.

Die Heizwärme kostet sogar rund 1.400 Euro, bei durchschnittlich 108 Quadratmetern für drei Personen nach Statistischem Bundesamt. Mit Erdgas heizen Sie umweltfreundlicher als mit Fernwärme, die meisten CO_2-Emissionen pro Kilowattstunde verursacht Heizöl und ist somit am klimabelastendsten. Vergleichswerte für Ihre eigene Wohnsituation finden Sie im Strom- bzw. Heizspiegel des Bundesumweltministeriums, im Internet unter **die-stromsparinitiative.de/stromspiegel** und **heizspiegel.de**.

30 Prozent weniger Strom und Wärme sind machbar, wenn Sie nicht schon bisher Sparfüchse waren. Bei drei Personen heißt das 250 Euro Strom- und 430 Euro Heizkosten weniger – jedes Jahr!

Zuerst die Wärme ...

Fangen Sie beim Energiesparen mit der Wärme an. Hier können Sie ohne größere Investitionen mit wenigen Änderungen viel sparen. Weniger Heizwärme entlastet Umwelt und Konto mehr, als Strom zu sparen, denn die Raumwärme braucht 70 Prozent der häuslichen Energie. 12 Prozent sind es für Warmwasser und nur 11 Prozent für Strom. Die wichtigsten Wärme-Spartipps gibt's auf den folgenden Seiten.

... dann der Strom

Die Macht der Gewohnheit zu überwinden und Veränderungen anzupacken, ist keine leichte Sache. Wer aber statt mit dem Trockner die Wäsche im Garten trocknet oder das Licht hinter sich löscht, ist schon mittendrin im Stromsparen. Die Stromrechnung lässt sich durch geändertes Verhalten um 10 Prozent kürzen (Tipps siehe Seiten 42 f., 86 f. und 112 f.). Weitere 20 Prozent spart der Austausch von Stromfressern durch effiziente Neugeräte (siehe Seite 40 f.). Hilfreich ist eine Energieberatung. Einen einstündigen Basis-Check bei Ihnen zu Hause bieten die Verbraucherzentralen für 10 Euro an.

7 TIPPS, DIE WIRKLICH WAS BRINGEN

Unterm Strich sind bis zu 30 Prozent Heizkosten weniger möglich.
Das sind 430 Euro oder 1.600 Kilo CO_2 pro Jahr (3 Personen).

Platz da!

SPART 140 €
540 KG CO_2

HEIZKÖRPER SOLLTEN FREI ZUGÄNGLICH SEIN.

Nur so können sie die Wärme gut in den Raum abgeben. Also besser nicht mit Möbeln zustellen, mit Vorhängen und Gardinen verhängen oder gar verkleiden. Wenn es nicht anders geht: Löcher in der Verkleidung sind eine erste Verbesserung! Feuchte Wäsche nicht auf dem Heizkörper trocknen: es schadet den Stoffen und braucht mehr Heizenergie.

Dampf ablassen

SPART 125 €
470 KG CO_2

KURZES STOSSLÜFTEN ENTSORGT FEUCHTE LUFT,

ohne dass Wände und Möbel auskühlen. Ideal sind dreimal täglich ein paar Minuten Durchzug bei abgestellten Heizkörpern. Das befördert die 8 Liter Feuchtigkeit nach draußen, die Menschen, Wäsche und Zimmerpflanzen in einem 3-Personen-Haushalt täglich abgeben. Dauerkippstellung verschleudert dagegen die Heizwärme und begünstigt Schimmelbildung.

Dichten Sie!

SPART 70 €
270 KG CO_2

Wo es durch die Fenster zieht, entweicht ungewollt auch viel Wärme. Bis zu 20 Prozent der Heizungsenergie können durch undichte Fenster und Türen verloren gehen. Eine Verbesserung bringen im Baumarkt erhältliche Dichtungsmaterialien. Für zugige Fenster und Eingangstüren eignen sich Bänder aus Gummi oder Silikon. Sie sind teurer, aber haltbarer als Schaumstoffklebebänder. Für Türunterkanten gibt es Bürstendichtungen.

Verdämmt einfach

SPART 285 €
1070 KG CO_2

DÄMMEN LOHNT SICH NICHT NUR AUSSEN

Über Nacht geschlossene Rollläden, Vorhänge oder Jalousien halten die Wärme innen. Preiswert und leicht anzubringen sind flexible, alubeschichtete Dämmplatten oder -tapeten aus Styropor. Mit ihnen lassen sich Heizkörpernischen isolieren. Am wirkungsvollsten und gesetzlich vorgeschrieben ist die Dämmung frei liegender Heizungsrohre im Keller mit passgenauen Rohrschalen.

Wohnungsgröße im Blick behalten

Was ist Ihr Traum vom »schöner Wohnen«? Die Werbung lockt mit großen, luftig eingerichteten Räumen. Doch das kostet! Mehr Wohnfläche heißt immer auch mehr Heizwärme – dazu kommen Ressourcen- und Flächenverbrauch. Bundesweit geht der Trend immer noch nach oben: Pro Person war es laut Statistischem Bundesamt allein zwischen 2000 und 2010 ein Plus von 14 Prozent auf zuletzt 46 Quadratmeter. Im selben Zeitraum ließen energetische Verbesserungen der Gebäude den Energieverbrauch pro Quadratmeter Wohnfläche zwar um 24 Prozent sinken. Die erreichte Einsparung bei der Gebäudeenergie wird aber zu mehr als der Hälfte durch den Wunsch nach mehr Fläche wieder aufgezehrt. Dieser sogenannte Rebound-Effekt spielt uns des Öfteren einen Streich, etwa wenn ein stromfressendes TV-Altgerät durch drei neue ersetzt wird. Oder wenn wir das ersparte Geld in wenig nachhaltige Aktivitäten investieren. Hierdurch werden leider viele positive Effekte wieder aufgezehrt oder gar ins Gegenteil verkehrt.

Tausche klein gegen zu groß

Doch was tun? Vorstellbarer wird eine kleinere Wohnung, wenn dies zusätzliche Vorteile hat: Mit zunehmendem Alter, nach dem Auszug der Kinder oder dem Verlust eines Partners kann viel Platz auch zur Last werden. Einem Wohnungswechsel stehen meist Sorgen vor dem Umzug, Mietsteigerung oder Verlust an Lebensqualität gegenüber. Um diese Hürden zu überwinden, erproben Städte wie Berlin, Potsdam oder Wien im Bestand ihrer Wohnungsbaugesellschaften Tauschprogramme mit Mietgarantien oder Tauschbörsen (z. B. **wienerwohnen.at/mieterin/tauschwechsel.html**). Eine kleinere Wohnung mindert die Belastung durch steigende Energie- und Betriebskosten, während gleichzeitig größere Wohnungen wieder für Familien zur Verfügung stehen. Der Bedarf an Neubauten lässt sich so reduzieren – eine Win-win-Situation für alle Beteiligten und die Umwelt.

Kein Gluckern!

**SPART 15 €
54 KG CO$_2$**

GLUCKERNDE HEIZKÖRPER sind kein angenehmes Hintergrundgeräusch. Energieverschwender sind sie außerdem, denn Luftblasen behindern die Zirkulation des Heizwassers und die Wärmeabgabe. Wenn es gluckert oder nicht richtig warm wird, hilft Entlüften: Mit einem Heizkörperschlüssel (für 1 Euro im Baumarkt) Entlüftungsventil öffnen, bis keine Luft mehr entweicht und Heizwasser in das bereitgehaltene Auffanggefäß läuft.

Druckausgleich

**SPART 95 €
350 KG CO$_2$**

ETWAS FÜR DEN FACHMANN (und damit meist Sache des Eigentümers) ist der hydraulische Abgleich. Dank optimaler Einstellung aller Anlagenkomponenten wird jeder Heizkörper im Haus mit genau der richtigen Menge an warmem Wasser versorgt. Aufwand und Kosten machen sich meist rasch wieder bezahlt, wenn trotz weniger Pumpen- oder Kesselleistung sogar noch der Heizkörper unter dem Dach richtig warm wird.

Pumpentausch

**SPART 85 €
320 KG CO$_2$***

DIE HEIZUNGSPUMPE läuft oft mit zu hoher Leistung und zu lange. Das verschwendet Heizenergie und Strom. Also: wenn möglich, herunterregeln auf eine niedrigere Stufe oder austauschen gegen eine moderne Hocheffizienzpumpe, die automatisch bedarfsgerecht arbeitet. Das Auswechseln macht sich nach wenigen Jahren bezahlt. Gekoppelt mit einem hydraulischen Abgleich, gibt es staatliche Förderungen für den Tausch.

* jeweils gerundete Werte
(3-Personen-Haushalt/Jahr)

HEIZEN –
AM BESTEN IMMER EIN BISSCHEN

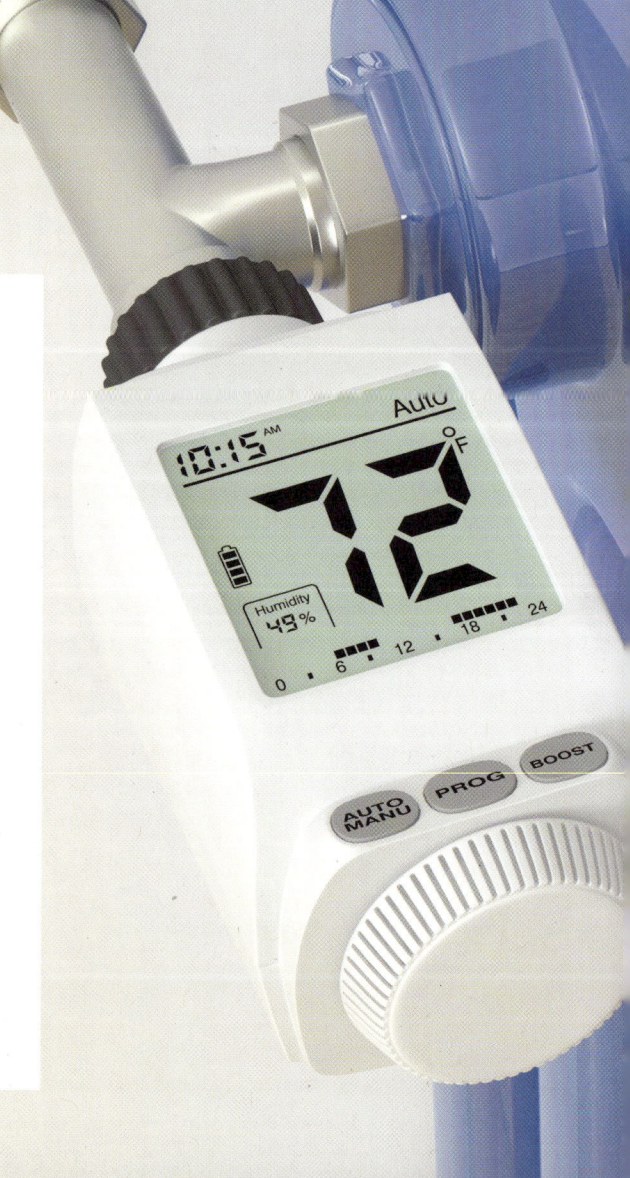

ABSTELLEN?

Die Heizung möglichst oft komplett abzuschalten klingt nach dem perfekten Energiespartipp. Aber: es schadet oft mehr als es nutzt, denn man riskiert Feuchtigkeitsschäden. 15 bis 16 Grad sind eine vernünftige Untergrenze, sonst sitzt die Kälte oft noch unbehaglich lange nach dem Aufheizen in den Wänden. Tagsüber sind in Wohnräumen 20 bis 22 Grad ideal, im Bad 23, das Schlafzimmer kann permanent bei 16 bis 18 Grad liegen. Gut zu wissen: Voll aufgedrehte Heizkörper heizen nicht schneller, nur höher.

PASSENDE TEMPERATUREN WÄHLEN UND NACHTS BEGRENZT RUNTERDREHEN. JEDES GRAD WENIGER SPART 6 % HEIZENERGIE.

HERUNTERREGELN!

Die Heizung begrenzt herunterregeln rechnet sich, auch wenn Sie morgens wieder »aufheizen« müssen. Bequem und wirkungsvoll sind programmierbare Thermostatventile aus dem Baumarkt, mit denen sich 10 Prozent Heizkosten sparen lassen – und rund 140 Euro und 540 Kilogramm CO_2 pro Jahr (3-Personen-Haushalt). Etwas mühsamer, aber ohne Investition und Umbau umsetzbar: vorhandene Thermostate von Hand runterdrehen. Ventile abends von Hand abdrehen hilft auch bei Zentralheizungen im Mehrfamilienhaus, die nachts nicht abschalten, sondern nur herunterregeln. Sonst fordern Ihre Ventile unentwegt Wärme nach, um die Raumtemperatur zu halten.

EXPERTENMEINUNG
Wie wichtig ist Ökostrom?

Was bewirke ich tatsächlich mit dem Wechsel zu einem Ökostromanbieter?

Je mehr Kunden regenerativen Strom beziehen, umso mehr Anlagen werden gebaut, die Wind, Sonne und Wasser als Energiequellen nutzen. Durch den Wechsel steigt der Anteil regenerativen Stroms im Netz kontinuierlich. Bei mehr Nachfrage nach Ökostrom lohnt sich die Serienfertigung der Anlagen, die Hersteller können mehr Erfahrungen sammeln. Dadurch werden erneuerbare Energien seit Jahren immer kostengünstiger, wir sprechen von Lernkurven. Kraftwerke hingegen, die fossile Energieträger wie Kohle, Öl und Gas verbrennen, sowie Atomkraftwerke werden zukünftig teurer. Neue Atomkraftwerke sind sogar mit Abstand der teuerste Weg der Stromerzeugung, das zeigen Bauprojekte in aller Welt. Sicherheitsfragen und die ungelöste Endlagerproblematik kommen hinzu. Jeder Einzelne kann als Ökostromkunde also eine Vorreiterrolle übernehmen: Der Wechsel unterstützt die Energiewende. Der Staat hat mit dem Erneuerbare-Energien-Gesetz (EEG) den Rahmen gesetzt, dass die Techniken für den Klimaschutz überhaupt erst marktfähig werden konnten.

Ist Stromsparen viel weniger wichtig, wenn ich Ökostrom nutze?

Stromsparen wird weiterhin wichtig bleiben, denn auch Ökostrom gibt es nicht zum ökologischen Nulltarif. Regenerative Energien, in Deutschland vor allem Wind- und Solarenergie, brauchen vergleichsweise viel Fläche. Eine vollständig erneuerbare Energieversorgung würde etwa zwei Prozent der Landesfläche für Windenergieanlagen benötigen. Je weniger Strom wir also verbrauchen, umso weniger Standorte brauchen wir. Jede eingesparte Kilowattstunde hilft somit, die Umwelt weniger zu belasten. Das ist auch wichtig, um die allgemein große Akzeptanz für die Energiewende zu sichern. Wir spüren, dass mit zunehmendem Ausbau der erneuerbaren Energien sowie der dafür erforderlichen Stromnetze und -speicher intensiv um die Standorte gerungen wird.

Wird Strom durch den Ausbau erneuerbarer Energien nicht noch teurer?

Strom ist bei uns rund um die Uhr zuverlässig verfügbar. Wir haben eines der sichersten Versorgungssysteme der Welt, das durch mehr erneuerbare Energien nun auch zunehmend klimaschonender wird. Das hat natürlich seinen Preis, und das sollte es uns auch wert sein. Der Weg zu einer vollständig erneuerbaren Energieversorgung wird im Übergang durchaus teurer, langfristig aber dauerhaft kostengünstiger, da die Anlagen immer kostengünstiger werden und zudem kaum noch Importe von Kohle, Öl und Gas nötig sind. Maßvoll hohe Strompreise setzen jedoch auch die richtigen Signale zum Stromsparen, sowohl in den privaten Haushalten als auch in der Industrie. Einkommensschwache Haushalte können hierbei unterstützt werden. Besonders energieintensive Industriebranchen werden ohnehin entlastet. Die Bedeutung von regenerativem Strom in unserer Industriegesellschaft wird weiter zunehmen. Strom wird zukünftig gut gedämmte Häuser über Wärmepumpen und Elektroheizungen versorgen. Personen- und Güterverkehr auf Straßen wird weitestgehend auf Elektromobilität umgestellt, auf den Schienen fahren wir ohnehin schon elektrisch. Langfristig werden sogar Gase und Treibstoffe für unsere Industrie, Schiffe und Flugzeuge aus erneuerbarem Strom erzeugt. Dazu muss der Strom mit chemischen Prozessen in diese Stoffe umgewandelt werden. Die zukünftige Industriegesellschaft wird also eine Stromgesellschaft sein. Der Bezug von Ökostrom ist ein entscheidender Beitrag auf diesem Weg.

PROF. DR. MARTIN FAULSTICH
ist Professor für Umwelt- und Energietechnik der Technischen Universität Clausthal. Seine Themen sind die Energiewende und die Stromversorgung der Zukunft.

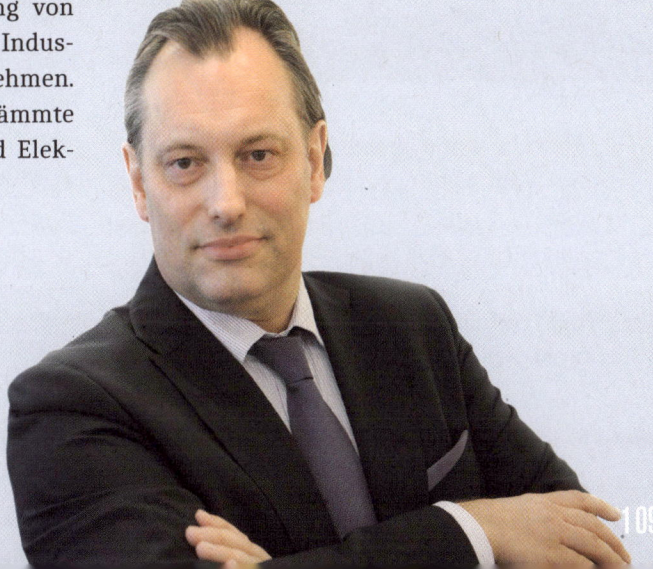

STROMFRESSER
LUXUS, DEN KEINER BRAUCHT

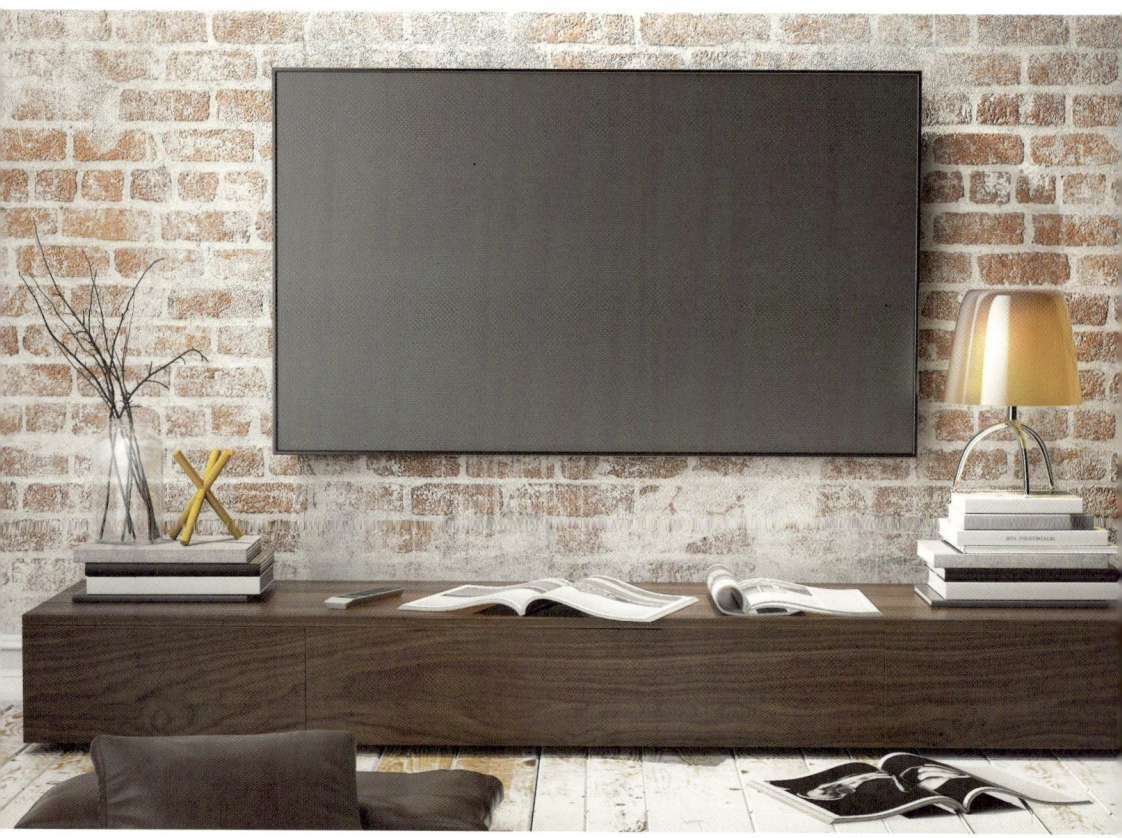

Hat ein Stromverbraucher seinen Platz im Wohnzimmer gefunden, gehört er bald zum »Inventar«, Energie und Kosten geraten aus dem Blick. Dabei lohnt es sich, große Stromfresser gezielt abzuschalten oder durch moderne Technik zu ersetzen. Hilfreich bei der Suche ist ein einfaches Strommessgerät (s. Seite 41).

Wichtig beim Neukauf: dem Trend zu immer mehr und immer größeren Geräten widerstehen, auf die Effizienz der Geräte achten und den eigenen Kaufwunsch hinterfragen: Lässt sich eine Alternative finden, die Ressourcen und Energie spart? Tut es auch ein kleineres oder (sparsames) gebrauchtes Gerät?

Heizlüfter Mal rasch das Badezimmer aufwärmen oder am Schreibtisch die Füße? Mit einem Heizlüfter ist das schnell gemacht – aber bei zwei Kilowatt Leistung reichen in der Winterzeit schon vier Stunden täglich, um fast 70 Euro im Monat auf der Stromrechnung zu finden. In kalten Wintern können so schon mal 280 Euro zusammenkommen. Die Alternativen sind einfach: das Badezimmer mit programmierbaren Thermostatventilen rechtzeitig vor Benutzung aufwärmen. Bei den Füßen reicht oft schon ein warmer Hausschuh oder eine Decke für mehr Wohlgefühl.

IM JAHR 280 €

Deckenfluter Sie waren einmal der letzte Schrei und brennen noch immer vielerorts. Das indirekte helle Licht der Steh- oder Wandleuchten ist angenehm, die Halogenstäbe benötigen jedoch nicht selten 300 Watt. Drei Stunden Betrieb am Tag summieren sich auf bis zu 330 Kilowattstunden gleich 95 Euro im Jahr. Selbst gedimmt brauchen sie noch einiges. Sparen lässt sich mit schwächeren Leuchtmitteln sowie Flutern mit LEDs oder Energiesparlampen, obwohl diese bislang keine vergleichbare Lichtleistung erreichen.

IM JAHR 95 €

Klimaanlagen Kostengünstig sind bewegliche Monoblock-Geräte aus dem Baumarkt – aber nur in der Anschaffung. Die mobilen Klimageräte für zu Hause pusten die warme Abluft mit einem dicken Schlauch aus dem Fenster – und Strom für bis zu 95 Euro gleich mit. Sie sind meist laut und bei begrenzter Kühlleistung nur eine Notlösung. Teurer, aber auch effizienter und stromsparender sind Splitgeräte. Die muss allerdings ein Profi installieren. Ganz ohne Stromverbrauch setzen Sie mit effektivem Sonnen- und Wärmeschutz bei den Ursachen des Aufheizens Ihrer Wohnung an.

IM JAHR 95 €

Plasma-TV Aus dem Handel sind sie zwar verschwunden, doch in vielen Wohnzimmern stehen sie noch, die großen Plasma-TV-Geräte. Ihr Nachteil: die Technik geht beim Stromverbrauch groß ins Geld. Wer auf die durchschnittlichen vier Stunden (!) Fernsehkonsum am Tag kommt, braucht dafür leicht über 20 Prozent des gesamten Haushaltsstroms. Trost ist die gute Bildqualität, die sich vor allem im Dunkeln zeigt. Dann kann man auch die Helligkeit des Gerätes verringern und damit Strom sparen.

IM JAHR 170 €

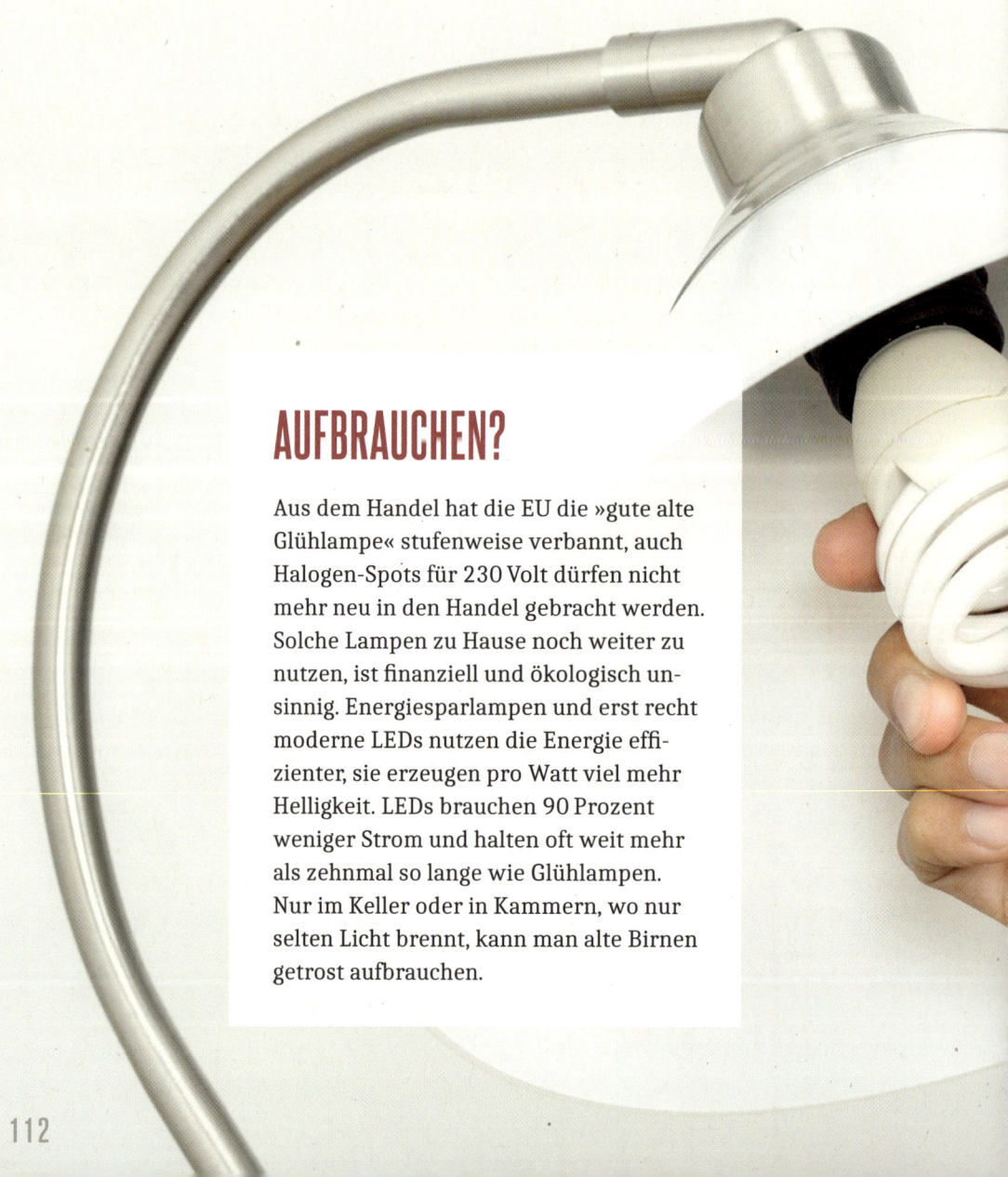

GLÜHLAMPEN – DA MACHT TAUSCHEN SINN

AUFBRAUCHEN?

Aus dem Handel hat die EU die »gute alte Glühlampe« stufenweise verbannt, auch Halogen-Spots für 230 Volt dürfen nicht mehr neu in den Handel gebracht werden. Solche Lampen zu Hause noch weiter zu nutzen, ist finanziell und ökologisch unsinnig. Energiesparlampen und erst recht moderne LEDs nutzen die Energie effizienter, sie erzeugen pro Watt viel mehr Helligkeit. LEDs brauchen 90 Prozent weniger Strom und halten oft weit mehr als zehnmal so lange wie Glühlampen. Nur im Keller oder in Kammern, wo nur selten Licht brennt, kann man alte Birnen getrost aufbrauchen.

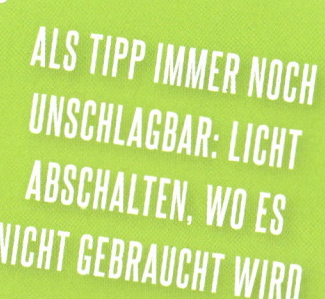

ALS TIPP IMMER NOCH UNSCHLAGBAR: LICHT ABSCHALTEN, WO ES NICHT GEBRAUCHT WIRD

AUSTAUSCHEN!

LED-Lampen sind trotz ihres Materialaufwands ökologisch und wirtschaftlich
top. Bei 3 Stunden Brenndauer am Tag
spart schon eine einzige 11-Watt-LED
als Ersatz für eine 75 Watt Glühlampe
jedes Jahr rund 20 Euro Stromkosten
und 37 kg CO_2 pro Jahr. Preiswerter,
aber weniger sparsam und haltbar sind
Energiesparlampen. Vom oft gefürch-
teten Quecksilber enthalten sie nur
noch Minimengen, viel weniger, als aus
Kohlekraftwerken für den Zusatzstrom
der Glühlampen in die Umwelt gelangt.
Kaputte Energiesparlampen und LEDs
gehören als Sondermüll und Elektro-
nikschrott zum Recycling. Mehr unter
lightcycle.de

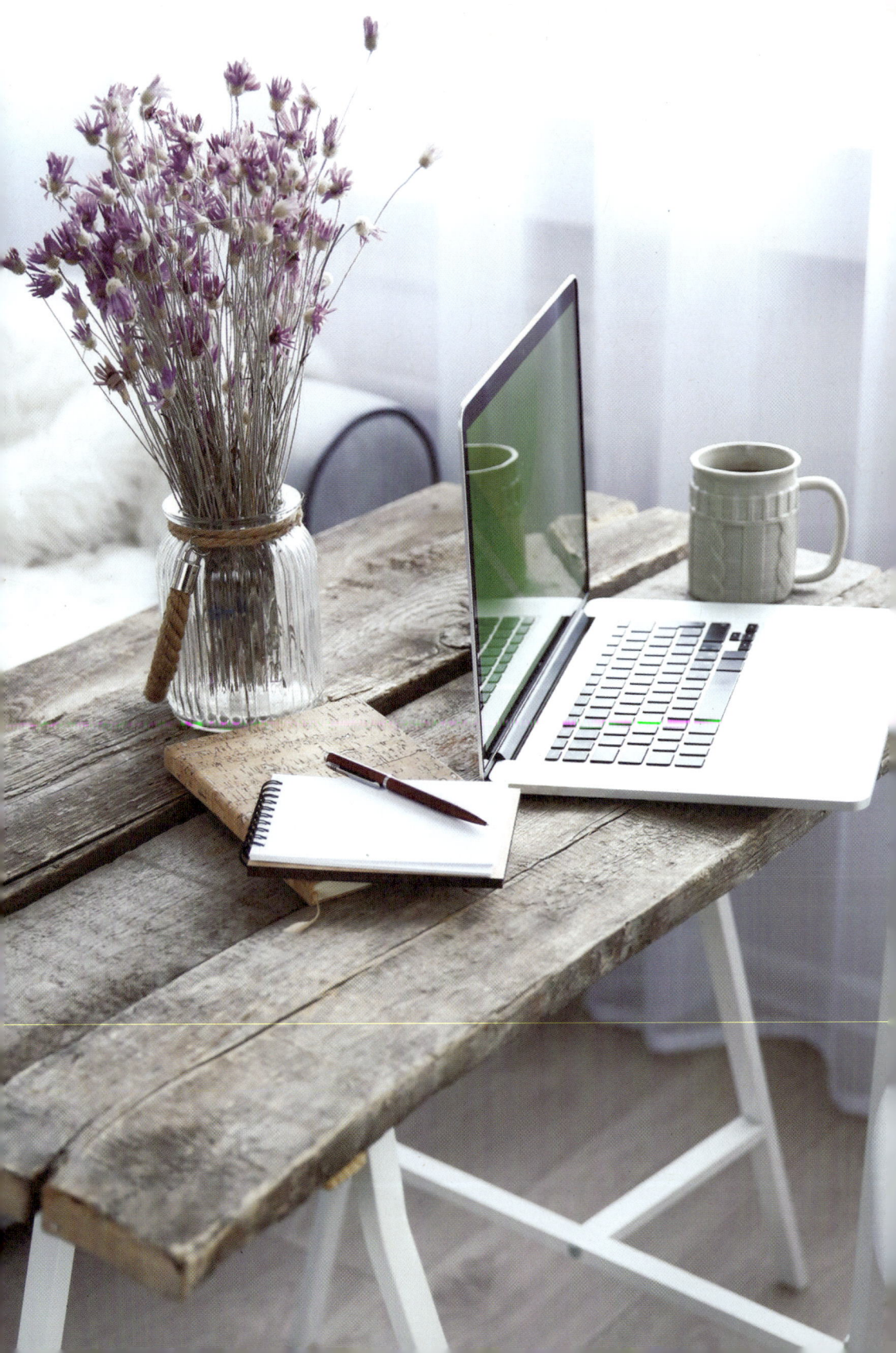

ARBEITS ZIMMER

Papier oder digital? Bieten Computer und Smartphones eine Chance, die Welt zu retten? Und wie öko ist das Internet? Im Arbeitszimmer gibt es viele umweltfreundliche Alternativen zum Althergebrachten. Und auch wer mit dem Auto zur Arbeit fahren muss, kann seine persönliche Ökobilanz massiv aufbessern.

SECHS IDEEN FÜR DAS ARBEITSZIMMER

Ein Baum für 56 Fragen

Eine Internetsuche etwa mit Google verbraucht Strom und erzeugt nach den Berechnungen des Unternehmens rund 0,2 Gramm CO_2. Das klingt nicht viel, doch in der Summe verbraucht der Internetkonzern beachtliche 2,3 Terawattstunden Strom pro Jahr und damit mehr als eine halbe Million Haushalte in Deutschland. Dabei dient nicht jede Datenbankabfrage dem Wissenszuwachs: Statt eine Adresse wie »oekom.de« in die Browserzeile einzugeben, wird der Begriff oft »gegoogelt« – unnötig.

Dabei lassen sich häufig besuchte Seiten leicht als Lesezeichen abspeichern. Wird tatsächlich etwas gesucht, beschleunigen detaillierte Suchworte den Prozess und schränken den Energieverbrauch auf dem Server und zu Hause ein. Wer mehr tun will, wechselt zu Öko-Suchmaschinen wie Ecosia: Die Webseite greift auf die Server des Internet-Urgesteins Yahoo zurück und erhält Teile der Werbeeinnahmen. Dieses Geld wird in Aufforstungsprojekte in Burkina Faso investiert: 56 Suchanfragen bei Ecosia finanzieren einen Baum.

AUFWAND	● ○ ○ ○
WIRKUNG	★ ☆ ☆ ☆

Speicherfresser bekämpfen

Der Speicherbedarf für Mails, Fotos und Videos wächst rasant. Hohe Auflösungen von Bildern bringen den Speicherbedarf schnell in den Bereich mehrerer Gigabytes. Webdienste wie YouTube kommen gar auf Millionen von Gigabytes: Pro Minute werden weltweit rund 300 Stunden Videomaterial auf die Plattform hochgeladen. Die dafür benötigten Platinen müssen hergestellt und die Server gekühlt werden. Auch elektronische Post verschlingt zunehmend Onlinespeicher. Zwar braucht eine Textmail nur wenige Bytes. Doch die Summe jahrelang gespeicherter Nachrichten mit Megabyte-Anhängen, überflüssige Mails mit langen Empfängerlisten und massenweise Spam verbrauchen auf Servern und Heim-PCs weltweit insgesamt 140 Terawattstunden Strom jährlich.

Viele Mailanbieter verbessern inzwischen ihre Umweltbilanz: Große Serverbetreiber bauen bevorzugt in kalten Regionen wie Skandinavien, um den massiven Kühlbedarf zu drücken. Wirklich nachhaltig sind aber nur wenige. Unter den kostenlosen Anbietern fand das Umweltmagazin zeozwei besonders den kleinen Anbieter Mail.de erwähnenswert. Ökostrom nutzen nur kostenpflichtige Ökoanbieter wie der Testsieger Posteo. Letztlich gilt bei Mails und Videos gleichermaßen: Im Grunde sind sie ökologischer als Post und DVDs. Für den Energieverbrauch bei Herstellung und Versand einer DVD könnte man drei Tage durchgehend YouTube sehen, denn eine Mail ist etwa 70-mal energiesparsamer als ein Brief. Da aber viel mehr Mails gesendet werden als Briefe, frisst der sogenannte Rebound-Effekt diese Vorteile auf. Ein YouTube-Video ist viel schneller geguckt und eine kurze Mail mit dem Inhalt »o. k.« leichter verschickt als ein entsprechender Brief. Die Masse ist das Problem – heute werden viel mehr Mails verschickt als früher Briefe. Deshalb ab und zu das Postfach aufräumen und auf die an alle Kontakte verschickte Mail mit dem Link zum Katzenbabyvideo einfach verzichten.

Gut zu wissen

Mit Anbietern wie FON können Privatleute ihr WLAN registrierten Passanten öffnen, die dann am Smartphone nicht ins energieintensive mobile Internet müssen. Der Datenschutz ist jedoch unsicher. Strom spart auch die Zeitschaltuhr am Router!

Rohstoffe retten

Ausrangierte oder defekte Hauselektronik ist wertvoll. Die rund 120 Millionen ungenutzten Mobiltelefone in deutschen Schränken etwa sind wahre Goldgruben: Eine Tonne Handys enthält 50-mal so viel Gold wie eine Tonne Erz. Doch von den ca. zwei Millionen Tonnen jährlich ausrangierten Elektrogeräten in Deutschland erreichen nur 40 Prozent die Wertstoffhöfe. Vieles landet in der Müllverbrennung, deren Filter jedoch nicht für Elektroschrott ausgelegt sind. Noch 2008 gelangten 155.000 Tonnen illegal nach Afrika, wo Kinder die kostbaren Metalle aus dem Plastik herausgebrannt haben, unter den Dämpfen von Schwermetallen und Flammschutzmitteln. Dabei könnten Recyclingunternehmen viele der vorhandenen Metalle zurückgewinnen. So gewonnenes Kupfer verbraucht nur die Hälfte der Energie einer Erzförderung. Ziel ist es, auch das Recycling von Seltenen Erden wie Tantal und Palladium zu verbessern. Altgeräte gehören also nicht in den Restmüll: Recyclinghöfe und Sammelstellen nehmen die Geräte kostenlos an, und auch die großen Elektrohändler nehmen kaputte Technik zurück.

AUFWAND ● ● ● ●
WIRKUNG ★ ★ ★ ★

AUFWAND ● ● ● ●
WIRKUNG ★ ★ ★ ★

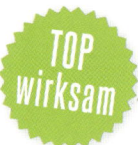

Papier vermeiden

Jedes produzierte, transportierte und bedruckte Papier führt zu Emissionen, Rohstoff- und Wasserverbrauch (Recyclingpapier siehe Seite 124 f.). Weit mehr Papierverbrauch als Haushalte erzeugen Behörden, Verpackungsindustrie und Werber. Bei Verpackungen kann man sich trösten: Das Gros besteht aus Recyclingpapier, auf Märkten oder in Unverpackt-Läden kann man eigene Verpackungen mitbringen. Um die Papierverschwendung von Werbern und Behörden einzuschränken, helfen zwei kleine Tipps: 30 Kilogramm Werbung pro Haushalt vermeidet, wer seinen Briefkasten mit dem Aufkleber »Keine Werbung und Anzeigenblätter« versieht – Unternehmen, die das ignorieren, verletzen das Persönlichkeitsrecht. Persönlich adressierte Werbung lässt sich über einen Eintrag in der Robinson-Liste vermeiden.

Auch im Umgang mit der Bürokratie kann der Einzelne handeln: Die elektronische Lohnsteuererklärung vermied bereits 2014 rund 2.900 Tonnen Papier und über 3.000 Tonnen CO_2. Selbstständige sind ohnehin seit 2011 zur Online-Einreichung verpflichtet.

Wissen teilen

Ein großes Bücherregal galt vielen schon immer als Ausweis von Bildung und Belesenheit. Doch zehn Bücher mit 200 A5-Seiten verursachen rund 3 Kilogramm CO_2 (2,3 Kilogramm im Fall von Recyclingpapier). Der WWF hat Tropenholz aus mutmaßlichem Raubbau in bis zu 10 Prozent der untersuchten Bücher gefunden.

Wer etwas für Bildung und Umwelt tun will, lässt seine Bücher frei: An Freunde verschenkt, an Bibliotheken gespendet oder in Tauschnetzwerken wie bookcrossing.com weitergegeben, erreichen sie neue Leser und entfalten somit eine größere Wirkung als im heimischen Regal, wo der überwiegende Anteil Bücher nach einmaligem Lesen verstaubt. Auch der eigene Bibliotheksbesuch ist nicht nur kostengünstiger, sondern auch umweltfreundlicher als die Anschaffung immer neuer Bücher. Sogar Zeitschriften und Tageszeitungen finden sich in vielen Bibliotheken. Noch eine Idee für Klima und Nachhaltigkeit: Man teilt sich ein Abonnement mit dem Nachbarn. Geteiltes Wissen ist doppeltes Wissen.

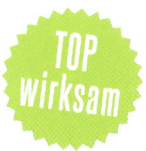

Minicar statt »effizienter« SUV

Egal, wie effizient der SUV ist: Der Kleinwagen schlägt jeden noch so effektiven Van – auch wenn das beim ersten Blick auf das neue Effizienzlabel nicht so aussieht. Deren Einteilung von Effizienzklassen scheint zunächst simpel: Die Wertungen A+ bis G werden jeweils für den Verbrauch innerhalb der entsprechenden Gewichtsgruppe vergeben. Das heißt: Ein Geländewagen, der im Test 6,4 Liter Diesel schluckt und damit 169 Gramm CO_2 pro Kilometer emittiert, erhält das leuchtend grüne EU-Energielabel mit dem A+. Ein üblicher zweitüriger Kleinstwagen braucht zwar nur 3,3 Liter Diesel pro 100 Kilometer und entlässt nur 87 Gramm CO_2 pro Kilometer in die Umwelt, bekommt aber trotzdem nur die Energieeffizienzklasse B. Deshalb sollten Sie sich nicht täuschen lassen: Ein Kleinwagen ist immer umweltfreundlicher als der A+-SUV. Wer aufs Auto nicht verzichten kann, aber trotzdem etwas für die Umwelt tun will, achtet beim Kauf darum auf die Größe: Der Umstieg vom Mittelklassewagen auf den Kleinwagen Klasse B spart oft Hunderte Liter Benzin oder Diesel und über 1.000 Kilogramm CO_2 im Jahr. Noch besser ist natürlich der Wechsel zu einem A+-Kleinstwagen. Das reduziert auch den Aluminium- und Stahleinsatz. Aber es geht noch kleiner: Elektrische Zweisitzer kommen mit drei Stunden Ladezeit auf einige hundert Kilometer Reichweite und lassen sich per Stecker aufladen. Für die meisten Strecken genügt das (mehr zur Elektromobilität siehe Seite 130 f.). Achtung: Trotz gesetzlicher Vorgaben verstecken Hersteller die Verbrauchsangaben ihrer Spritschlucker gerne im Kleingedruckten. Spritverbrauch und CO_2-Emissionen müssen auch bei flüchtigem Lesen erkennbar sein – versteckte Angaben sind rechtswidrig.

Gut zu wissen

Die Motoren werden kleiner. Die Statistik des Kraftfahrtbundesamtes zeigt: 2004 wurden knapp 700.000 Autos mit mehr als 2 Liter Hubraum zugelassen, 2015 waren es nur noch 457.000. Kleinwagen haben um gut ein Drittel auf mehr als eine Million zugelegt. Und der CO_2-Durchschnitt aller Neuwagen ist gegenüber 2015 um vier Gramm pro Kilometer gesunken.

AUFWAND ● ● ● ●
WIRKUNG ★ ★ ★ ★

GRÜNE IT?
DER WEG IST NOCH LANG ...

Smartphones und Computer werden immer schneller aussortiert und durch das neueste Modell ersetzt. Finanzielle Anreize der Mobilfunkanbieter haben den regelmäßigen Austausch gefördert: Im Durchschnitt wird ein Smartphone maximal zwei Jahre lang genutzt, ein Computer circa drei bis vier Jahre.

VIER JAHRE ALTE GERÄTE SIND NOCH LANGE NICHT KAPUTT

Die Auswirkungen unseres flüchtigen Konsums sind dramatisch: Allein die jährliche weltweite Handyproduktion verbraucht ohne Smartphones schon 16.000 Tonnen Kupfer, 6.800 Tonnen Kobalt und 43 Tonnen Gold, hinzu kommen Rohstoffe wie Tantal und Palladium. Die meist in China gewonnenen Seltenen Erden benötigen noch größere Abbaugebiete als der Goldbergbau, dazu kommen Abfälle wie Schwefelsäure und radioaktive Elemente.

Ein 80 Gramm schweres Mobiltelefon trägt einen ökologischen Rucksack (alle Naturstoffe, die für Herstellung, Transport und Nutzung verbraucht werden) von rund 75 Kilogramm. Ökologische Verbesserungen beschränken sich meist auf den Energieverbrauch und Verpackungsmaterial. Soziale Nachhaltigkeit wird ignoriert: Die Rohstoffminen finanzieren oft Warlords in Bürgerkriegs-

ländern wie dem Kongo, Kinderarbeit und gesundheitsschädliche Arbeitsbedingungen sind keine Seltenheit. In den ostasiatischen Fabriken, in denen die Geräte zusammengeschraubt werden, herrschen unhaltbare Arbeitszustände. China Labor Watch moniert regelmäßig Kinderarbeit, körperliche Misshandlung und Zwang zu mehr als hundert Überstunden im Monat in den Zulieferbetrieben – für 1,50 Dollar die Stunde. Das hält die Margen der Hersteller hoch: Die Lohnkosten eines Smartphones betrugen 2013 nur rund 1,1 Prozent des Verkaufspreises.

DAS FAIRPHONE GIBT SICH ALLE MÜHE

Das Handy der niederländischen Fairphone-Initiative wird seit 2013 in kleiner Stückzahl per Vorbestellung produziert, hat einen austauschbaren Akku und liefert das Ladegerät nur mit, wenn der Kunde es tatsächlich braucht. Auf Rohstoffe aus Kriegsregionen wird weitmöglichst verzichtet, die Löhne für Fabrikarbeiter liegen höher als bei allen anderen Produzenten. Doch auch sie schaffen kein vollständig nachhaltiges Gerät: Gewisse Metalle sind ohne soziale und ökologische Nachteile einfach nicht zu haben. Ob annähernd fair produziertes oder gebrauchtes Handy: Die Vor-

und Nachteile wiegen sich insgesamt in etwa auf. Gebrauchte haben zwar den Vorteil, dass keine neuen Ressourcen eingesetzt werden müssen. Auf diversen Internetplattformen findet man zahllose Secondhand-Geräte. Gegen Elektrogeräte aus zweiter Hand lässt sich aber einwenden: Oft ermöglicht erst der lukrative zweite Markt den Verkäufern, sich jedes Jahr ein neues Gerät zu kaufen. Am besten ist darum, das eigene Handy, Tablet oder den Computer möglichst lange zu benutzen.

COMPUTER ODER LAPTOP?

Gerade bei alten Computern lässt sich die Lebenszeit trotz immer anspruchsvollerer Anforderungen durch Ergänzung von Speicherplatz verlängern. Was bei früheren Desktop-PCs Standard war, ist bei schmalen Laptops leider nicht mehr so einfach. Aufrüstbare Modelle sparen Geld und Ressourcen, auch wenn das Gerät dann ein paar hundert Gramm schwerer ist. An sich ist der Laptop die bessere Wahl als der PC: Eine lange Akkulaufzeit ist ein Verkaufsargument, daher sind Laptops mit 30 Watt deutlich effizienter als ein Computer, der schnell über 120 Watt im laufenden Betrieb bei der Büroarbeit verschlingt. Auch der Materialeinsatz für das Gehäuse ist bei einem Laptop stark reduziert. Wer das

schlanke Gerät aber dafür nach zwei Jahren durch ein neues ersetzt, weil er die Grafikkarte nicht ersetzen kann, macht diesen Vorteil zunichte, denn rund 60 Prozent der Treibhausgasemissionen entstehen in der Herstellung.

AM NACHHALTIGSTEN BLEIBT DIE AUFGERÜSTETE TECHNIK

Bei Phonebloks.com haben Aktivisten ein eigenes Handy aus Modulen wie Kamera, Arbeitsspeicher und Akku kreiert. Diese Module lassen sich wie Legosteine zusammenmontieren. Wenn der Speicher nicht mehr reicht oder die Kamera kaputt ist, kann man das Modul austauschen. Wer will, kann dadurch auf die Funktionen, die gar nicht gebraucht werden, einfach verzichten. Eine Zusammenarbeit mit Motorola und Google soll dem Projekt zur Marktreife verhelfen. Kritiker bemängeln, dass Gewicht und Geschwindigkeit unter der Modulbauweise leiden würden. Ob sich das Prinzip eines Tages in der Praxis durchsetzt, muss sich deshalb noch zeigen.

Egal, ob fairer Einkauf oder neue technische Konzepte wie Phonebloks, die nachhaltigste Lösung ist heute immer noch: weniger oft ein neues Gerät kaufen.

SMARTPHONE – GENERALIST SCHLÄGT EXPERTEN

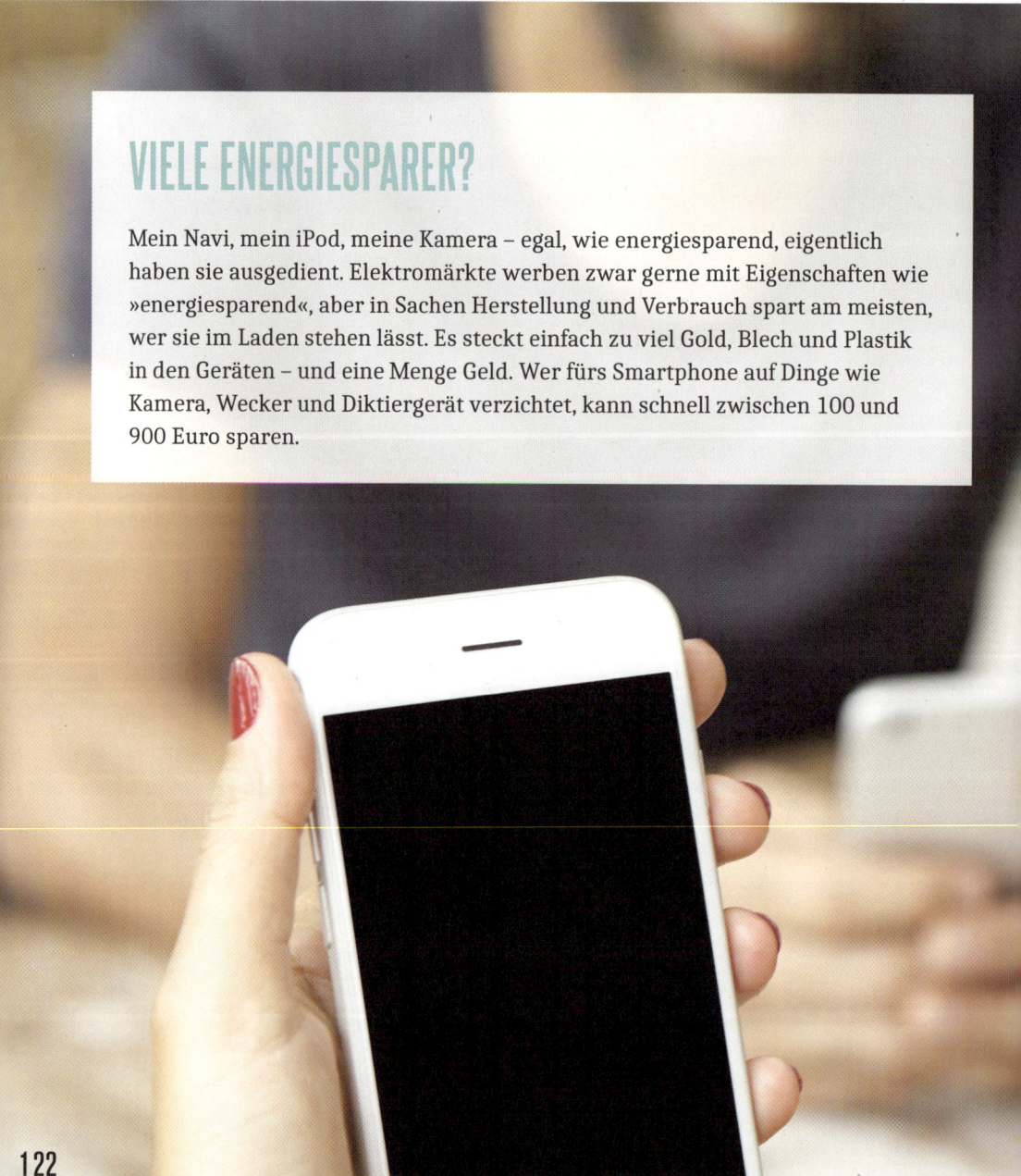

VIELE ENERGIESPARER?

Mein Navi, mein iPod, meine Kamera – egal, wie energiesparend, eigentlich haben sie ausgedient. Elektromärkte werben zwar gerne mit Eigenschaften wie »energiesparend«, aber in Sachen Herstellung und Verbrauch spart am meisten, wer sie im Laden stehen lässt. Es steckt einfach zu viel Gold, Blech und Plastik in den Geräten – und eine Menge Geld. Wer fürs Smartphone auf Dinge wie Kamera, Wecker und Diktiergerät verzichtet, kann schnell zwischen 100 und 900 Euro sparen.

SMARTPHONE =
KAMERA, IPOD, TABLET,
NAVI, GAMEBOY, TASCHEN-
LAMPE, WECKER, TASCHEN-
RECHNER, ... – DAS SPART
RESSOURCEN!

VIELE FUNKTIONEN!

Moderne Smartphones sind zu Alleskönnern geworden. Das hat Auswirkungen: 34 Prozent der Deutschen besitzen keine separate Kamera mehr. Im ADAC-Test siegte eine Navi-App vor allen Navigationsgeräten. Jeder Dritte gibt laut Bitcom an, dass es »ohne« nicht mehr geht. Nun ist das Smartphone zwar kein umweltfreundliches Produkt (siehe Seite 120). Wenn es eine Handvoll anderer elektronischer (und Papier-)Gegenstände ersetzt, kann es jedoch umweltfreundlich sein. Vorausgesetzt, man nutzt es lange!

BÄUME SCHONEN STATT STROM SPAREN

ECO-DRUCKER?

Aus Stromspargründen braucht niemand den Drucker zu wechseln. Der Umstieg auf ein Neugerät mit sparsamem Stand-by spart nur etwa 20 Kilowattstunden jährlich. Eine Stromsparsteckerleiste tut das auch. Und wenn das Altgerät kaputt ist, sind auffüllbare Patronen, geringer Materialverbrauch und Duplex-Druck sinnvollere Kriterien. Die sparen im Verbrauch auch weit mehr Geld. Laserdrucker verbrauchen deutlich mehr Strom als Tintenstrahler und emittieren im Betrieb Feinstaub.

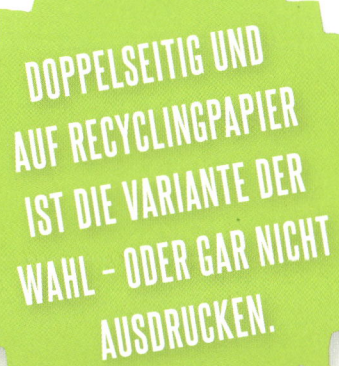

DOPPELSEITIG UND AUF RECYCLINGPAPIER IST DIE VARIANTE DER WAHL – ODER GAR NICHT AUSDRUCKEN.

ECO-PAPIER!

Beim Drucker im Arbeitszimmer gehen 90 Prozent der Umweltbelastungen auf Kosten des Papiers, nur 10 Prozent auf den Strombedarf. Allein in Deutschland werden rund 164 Milliarden Blatt Büropapier pro Jahr verbraucht, rund 2.000 Blatt je Einwohner. Eine 500-Blatt-Packung Recyclingpapier spart fast 80 Liter Wasser und gut 16 kWh im Vergleich zu konventionellem Papier ein.

EWIG DIE ALTE KISTE? MEHR NEUWAGEN WAGEN!

Am ökologischsten ist es, den alten Wagen so lange zu fahren, bis der TÜV einschreitet? Falsch. Die Anschaffung eines neuen Autos statt der alten Karre kann durchaus sinnvoll sein. Aber dazu muss die Spriteinsparung des neuen Flitzers mindestens die Herstellung dieses Neuwagens ausgleichen. Und das kann dauern.

Laut Volkswagen verbraucht die Herstellung eines Autos bis zu einem Drittel der Energie, die ein Wagen im Laufe seines Lebens an Sprit verbraucht (andere Unternehmen rechnen mit einem Viertel). Der Golf IV als häufiger Mittelklassewagen benötigt laut VW für die Herstellung 29 Megawattstunden Energie, entsprechend 7 Tonnen CO_2. Als Benzinfahrzeug mit einer Leistung von 55 Kilowatt liegen seine CO_2-Emissionen bei 158 Gramm je Kilometer. Oder 96 Tonnen CO_2, verteilt auf eine Lebensdauer von zwölf Jahren.

SPARSAMER KLEINWAGEN HAT NUR DIE HALBEN CO_2-EMISSIONEN

Anders ein Kleinwagen: Der bekannte 3-Liter-Lupo brauchte für die Herstellung nur 16 Megawattstunden Energie, entsprechend knapp 4 Tonnen CO_2. Und das Fahrzeug liegt auch bei den Emissionen mit 81 Gramm CO_2 je Kilometer deutlich günstiger als der alte Golf.

Wenn man nun den Golf in der Garage stehen lässt und sich dafür einen Lupo anschafft, spart man also mit jedem Kilometer 77 Gramm CO_2. Dann hat man die Herstellungsenergie für den Lupo nach etwa 50.000 Kilometern wieder raus. Bei einer durchschnittlichen Fahrleistung (die in Deutschland im Bezugsjahr 2011 bei 14.200 Kilometern pro Jahr lag) kommt man also auf 3,5 Jahre, bis der Neuwagen seine eigene Produktion wieder ausgeglichen hat. Für die Entscheidung heißt das: Wenn man weiß, dass man den alten Golf nur noch 3,5 Jahre fahren will, sollte man den alten Wagen auch noch so lange nutzen. Wenn man aber noch länger Auto fährt, ist die klimafreundlichere Variante der möglichst kleine und treibstoffsparende Neuwagen vom Händler um die Ecke.

Natürlich lässt man einige Umweltfolgen außer Acht, wenn man sich nur auf die CO_2-Emissionen konzentriert. Eine Studie des Ifeu-Institutes in Heidelberg hat das genauer untersucht. Die Wissenschaftler haben berechnet, welche Auswirkungen auf die Umwelt die 2009 von der Bundesregierung eingeführte Abwrackprämie hatte. Damals gab es einen Zuschuss von 2.500 Euro, wenn man einen neuen Pkw gekauft und gleichzeitig einen mindestens 9 Jahre alten Pkw verschrottet hat. Knapp 800.000 Autos wurden durch die Prämie zusätzlich verkauft. Und 85 Prozent dieser Fahrzeuge waren Kleinwagen. Das habe sich, so das Ifeu, nicht nur bei den klimawirksamen Emissionen positiv ausgewirkt. Sondern ganz besonders auch auf Luftschadstoffe wie Stickoxid, Kohlenwasserstoff, Benzol, Kohlenmonoxid und Feinstaub. Der Rückgang der Schadstoffe lag zwischen 74 und 99 Prozent. Dazu kommt: Die neuen Kleinwagen waren auch leiser als die alten Fahrzeuge.

WICHTIG FÜR DEN EINZELNEN: WIE VIELE KILOMETER FAHRE ICH?

Grundsätzlich kann ein neues, kleines Auto also eine Entlastung für Umwelt und Gesundheit sein und sich über die Jahre auch für das Klima rechnen. Viel mehr als solch eine grobe Orientierung gibt es für den ökologisch gewillten Autofahrer, der sich für einen konkreten Neuwagen entscheiden will, aber kaum. Das hat mehrere Gründe: Zunächst ist für kaum ein Fahrzeug bekannt, wie viel Energie es zur Herstellung braucht – die oben zitierte Studie von Volkswagen ist eine seltene Ausnahme. Auch ist der Spritverbrauch im realen Straßenverkehr meist deutlich höher als von den Herstellern angegeben. Und er hängt auch davon ab, ob man eher ein Autofahrer vom Typ Blei- oder Federfuß ist.

Und die Frage »Neues Auto kaufen oder alte Kiste behalten« entscheidet sich mit daran, ob man viel oder wenig fährt. Bei Vielfahrern lohnt sich ein neues, sparsames Fahrzeug sehr viel schneller als beim Wenigfahrer: Der kann seinen Altwagen gerne noch ein paar Jahre nutzen.

ÖKOLOGISCHE VERKEHRS-CLUBS WAGEN KEINE KONKRETE EMPFEHLUNG

Darum wagt auch der ökologische Verkehrsklub VCD nur eine sehr grobe Empfehlung: »Aus Gründen des Klimaschutzes und der Schonung der Energievorräte ist es sinnvoll, ein Altauto, das einen hohen Kraftstoffverbrauch hat, durch ein Fahrzeug mit deutlich niedrigerem Verbrauch zu ersetzen.« Unser Beispiel vom Golf (6,6 Liter je 100 Kilometer) und dem 3-Liter-Lupo weist eine Differenz im Spritverbrauch von 3,3 Litern auf, das ist »deutlich«. Und bei einem Auto, das in der Stadt gefahren wird, machen auch die sinkenden Schadstoffemissionen und der geringere Lärmpegel den kleinen Neuwagen zum Gewinn für die Umwelt.

CARSHARING?
IN JEDER HINSICHT BESSER

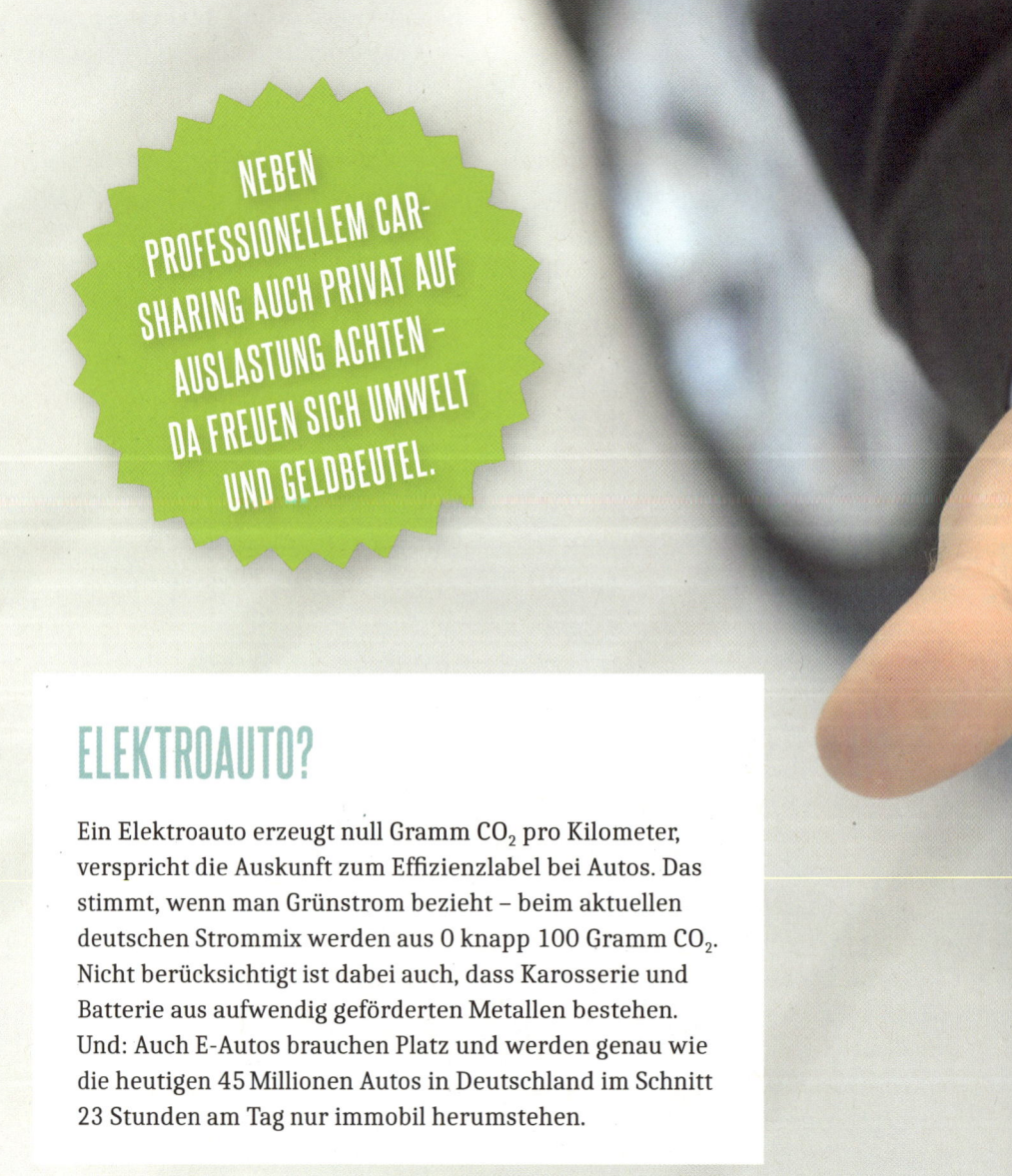

NEBEN PROFESSIONELLEM CAR-SHARING AUCH PRIVAT AUF AUSLASTUNG ACHTEN – DA FREUEN SICH UMWELT UND GELDBEUTEL.

ELEKTROAUTO?

Ein Elektroauto erzeugt null Gramm CO_2 pro Kilometer, verspricht die Auskunft zum Effizienzlabel bei Autos. Das stimmt, wenn man Grünstrom bezieht – beim aktuellen deutschen Strommix werden aus 0 knapp 100 Gramm CO_2. Nicht berücksichtigt ist dabei auch, dass Karosserie und Batterie aus aufwendig geförderten Metallen bestehen. Und: Auch E-Autos brauchen Platz und werden genau wie die heutigen 45 Millionen Autos in Deutschland im Schnitt 23 Stunden am Tag nur immobil herumstehen.

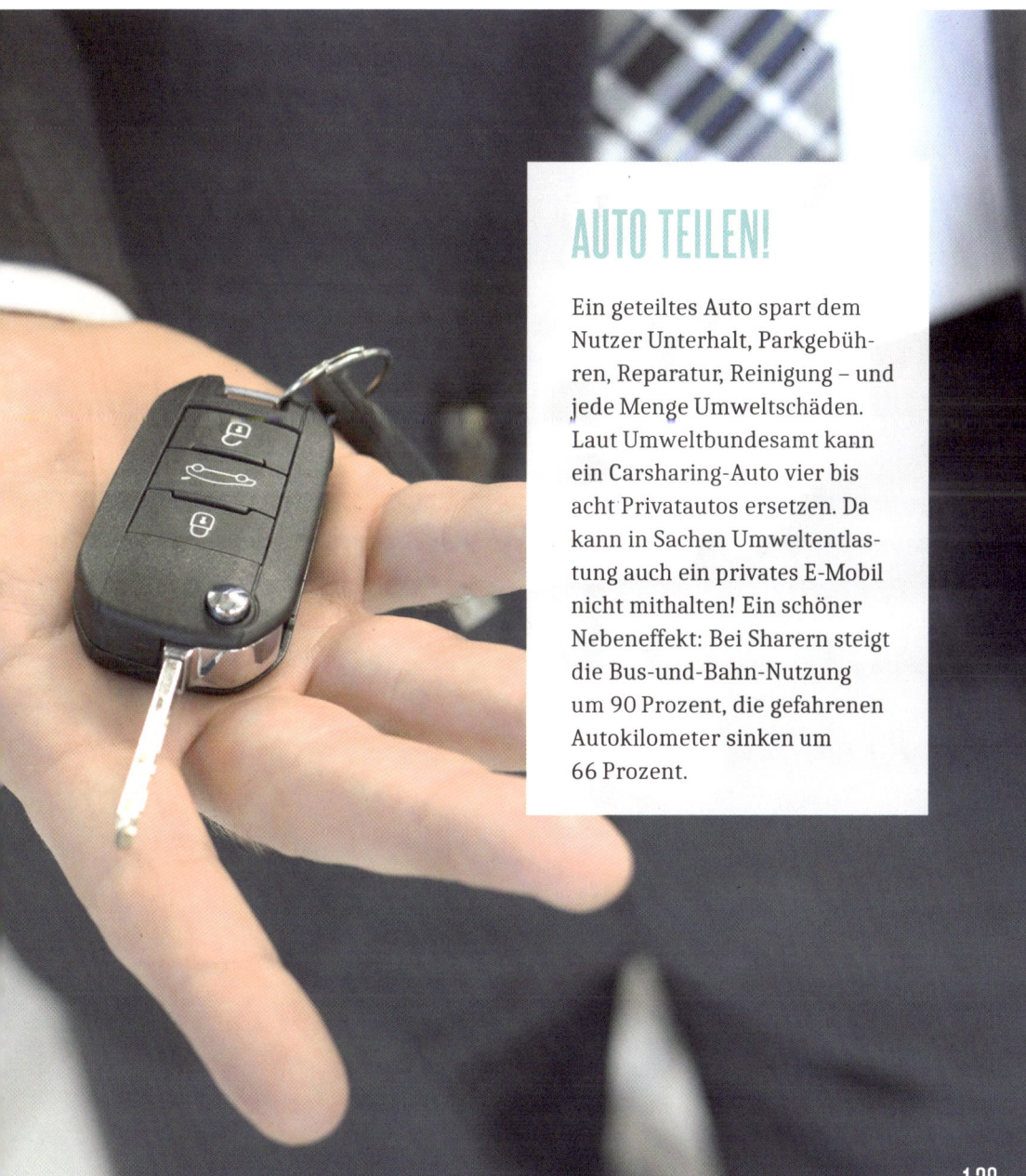

AUTO TEILEN!

Ein geteiltes Auto spart dem
Nutzer Unterhalt, Parkgebüh-
ren, Reparatur, Reinigung – und
jede Menge Umweltschäden.
Laut Umweltbundesamt kann
ein Carsharing-Auto vier bis
acht Privatautos ersetzen. Da
kann in Sachen Umweltentlastung auch ein privates E-Mobil
nicht mithalten! Ein schöner
Nebeneffekt: Bei Sharern steigt
die Bus-und-Bahn-Nutzung
um 90 Prozent, die gefahrenen
Autokilometer sinken um
66 Prozent.

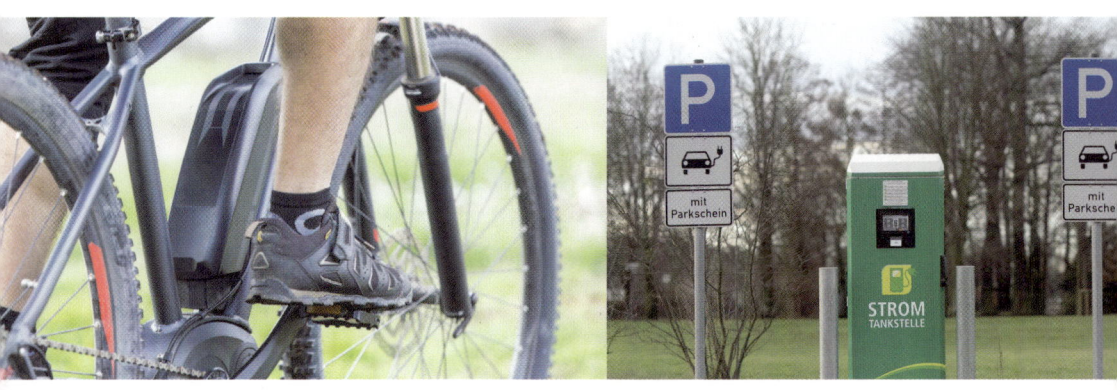

Mit der Bewertung von Elektromobilität ist es wie mit der von Beton: Es kommt darauf an, was man daraus macht. Denn mit Strom betriebene Fahrzeuge sind nicht immer besser als Benzin- und Dieselautos. Im Vergleich schneiden Elektrofahrzeuge und Hybridautos dennoch meist besser ab als Diesel und Benziner. Beispiel: Ein kleines Stadtauto hat in der Elektroversion 40 Prozent weniger CO_2-Emissionen als ein vergleichbarer Benziner. Wer dann noch Windstrom statt Normalstrom tankt, senkt die CO_2-Emissionen um gute 80 Prozent. Nachzurechnen auf emobil-umwelt.de.

Lastenrad mit Elektrounterstützung

»Ich ersetze ein Auto«, werben die Anbieter von batterieelektrisch verstärkten Lastenrädern gerne für sich. In der Tat: Gerade für die typischen »Wegeketten« des Alltags ist so ein Lastenrad ein fantastischer Autoersatz, wenn es morgens von der Kita zur (nahen) Arbeit geht, nachmittags zum Einkaufen, Kinderabholen und wieder nach Hause. Einziger Haken an den E-Lastenrädern ist der Preis – ab 3.000 Euro. Ausprobieren und anschaffen, wenn's gefällt!

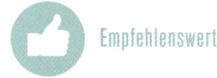
Empfehlenswert

E-Bikes

Die Qualität der in den Läden angebotenen Elektroräder ist inzwischen gut. Im 2014er-Test der Stiftung Warentest war kein Rad mangelhaft, drei von zehn Rädern waren »gut«. Eine klare Verbesserung gegenüber 2013. Die gelobten E-Bikes sind durchgehend »gut« in Antriebssystem, Motor, Handhabung, Sicherheit und Haltbarkeit. Damit ist ihre Alltagstauglichkeit bewiesen. Und dass sie Autos ökologisch überlegen sind, war nie die Frage. Preis: zwischen 2.300 und 2.500 Euro.

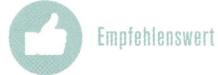
Empfehlenswert

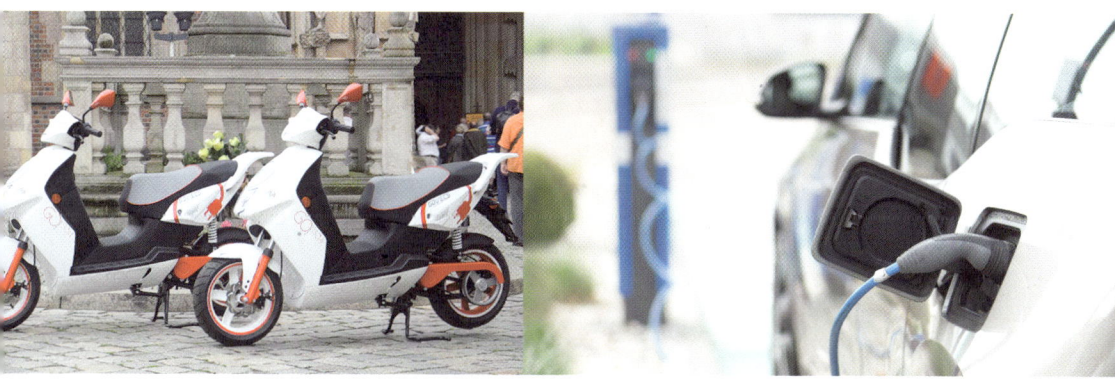

E-Scooter

Der kleine Bruder des E-Autos ist eine gute Wahl, wenn damit der städtische Kleinwagen, der stinkende und knatternde Scooter mit Zweitaktmotor oder auf dem Land das Zweitauto ersetzt wird. Weniger freut sich die Umwelt, wenn der E-Scooter das Fahrrad verdrängt, sei es auf dem Weg zur Arbeit oder zum Sport. Der E-Scooter braucht schon in der Herstellung viel mehr Ressourcen als ein Drahtesel. Mit rund 4.000 Euro haben E-Scooter auch einen stolzen Preis.

Elektroauto

Reine Elektroautos sind immer noch die Ausnahme. In Deutschland gab es Anfang 2016 keine 35.000, damit nicht mal ein Promille aller Autos. Das Problem bleibt der Akku: Denn der ist nicht nur verantwortlich für die Reichweite von unter 300 Kilometern, sondern auch für die Umweltbelastungen. Die Produktion der großen Batterien verursacht allein 5 Tonnen Treibhausgase. Tendenz: sinkend. Wenn es einmal rollt, ist das E-Auto mit Ökostrom aber klar besser als jeder Spritfresser.

Wasserstoff-Autos

Eine Brennstoffzelle soll den Wasserstoff in Strom umwandeln, der dann den flüsterleisen Elektromotor antreibt. So ließen sich auch LKW elektrisch motorisieren, und die Reichweitenbegrenzung der herkömmlichen Elektrofahrzeuge wäre vom Tisch. Es gibt schon Windparks, in denen der Grüne Strom direkt eingesetzt wird, um Wasserstoff zu erzeugen. Aber: Obwohl seit Jahrzehnten geforscht wird, sind die vielversprechenden Wasserstoff-Fahrzeuge immer noch astronomisch teuer.

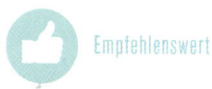

👍 Bedingt empfehlenswert   👍 Empfehlenswert   👍 Empfehlenswert

RUNTER VOM GAS
STATT POWER IM TANK

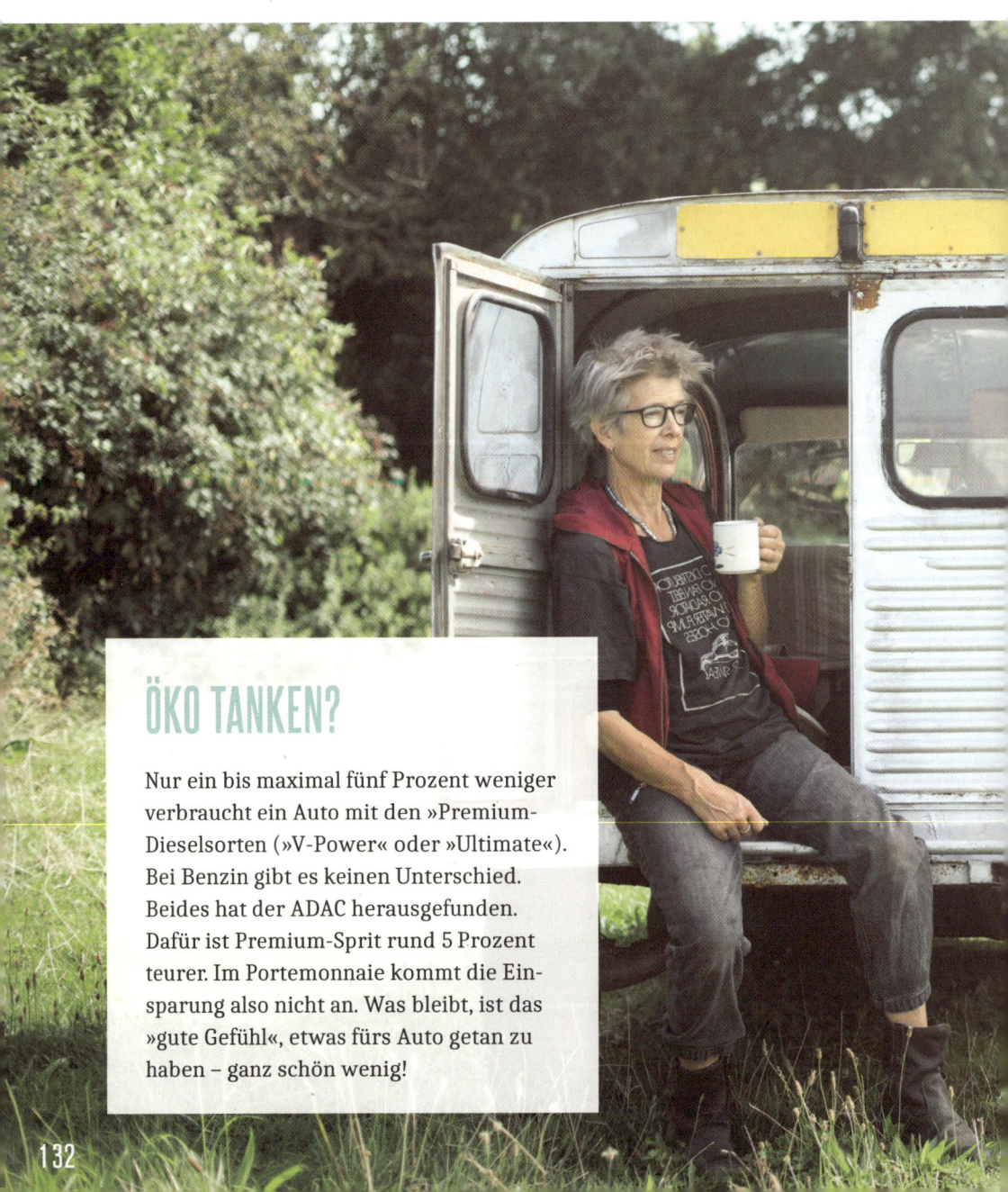

ÖKO TANKEN?

Nur ein bis maximal fünf Prozent weniger verbraucht ein Auto mit den »Premium-Dieselsorten (»V-Power« oder »Ultimate«). Bei Benzin gibt es keinen Unterschied. Beides hat der ADAC herausgefunden. Dafür ist Premium-Sprit rund 5 Prozent teurer. Im Portemonnaie kommt die Einsparung also nicht an. Was bleibt, ist das »gute Gefühl«, etwas fürs Auto getan zu haben – ganz schön wenig!

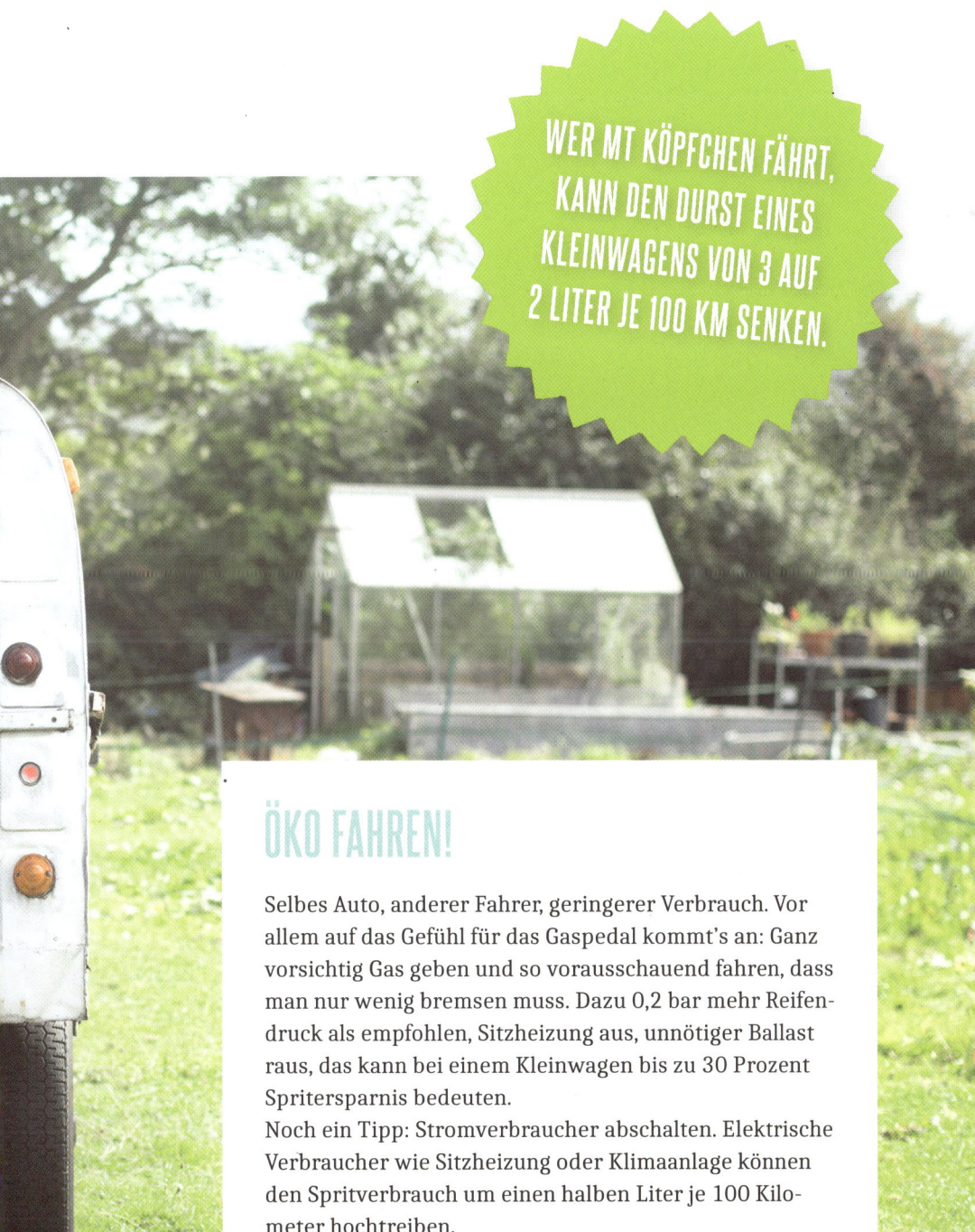

WER MT KÖPFCHEN FÄHRT, KANN DEN DURST EINES KLEINWAGENS VON 3 AUF 2 LITER JE 100 KM SENKEN.

ÖKO FAHREN!

Selbes Auto, anderer Fahrer, geringerer Verbrauch. Vor allem auf das Gefühl für das Gaspedal kommt's an: Ganz vorsichtig Gas geben und so vorausschauend fahren, dass man nur wenig bremsen muss. Dazu 0,2 bar mehr Reifendruck als empfohlen, Sitzheizung aus, unnötiger Ballast raus, das kann bei einem Kleinwagen bis zu 30 Prozent Spritersparnis bedeuten.

Noch ein Tipp: Stromverbraucher abschalten. Elektrische Verbraucher wie Sitzheizung oder Klimaanlage können den Spritverbrauch um einen halben Liter je 100 Kilometer hochtreiben.

EXPERTENMEINUNG
Mit Selbstüberlistung und Nachahmung

Was bringt mein persönlicher Verzicht auf die Flugreise, wenn das Flugzeug dann sowieso fliegt?

Das isolierte Verhalten einer Einzelperson bewirkt tatsächlich wenig. Aber man kann ein Zeichen setzen und andere zum Nachdenken bringen und auch eine Vorbildfunktion gerade für Kinder und Jugendliche einnehmen. Es ist oft immens wichtig zu zeigen, dass es auch anders geht, besonders wenn an einem Punkt ein Mangel an Alternativen beklagt wird. Wenn man das macht, dann kann man durchaus langfristig auf Nachahmereffekte hoffen: in den Urlaub fliegen? Mit der Bahn geht es auch! Jeden Tag Fleisch? Nein, gut gekocht sind andere Gerichte genauso lecker. Darum ist es langfristig also nicht wirkungslos, was einzelne Personen entscheiden. Denn wir beeinflussen damit auch das Verhalten von anderen Leuten. Und je mehr Leute umweltfreundliche Alternativen wählen, desto eher kommt eine Bewegung in Gang und auch entsprechende Produkte auf den Markt.

Gibt es simple Regeln, um ein »Retter der Umwelt« zu werden?

Simple Regeln gibt es nicht. Aber wenn man jeden Tag wieder aufs Neue den Kampf mit den guten und schlechten Alternativen aufnimmt, dann erschöpft man mit der Zeit. Da ist es gut, sich zu entlasten und einen Teil dieser Verantwortung zu delegieren. Es hilft, wenn man seinen Konsum so organisiert, dass man nicht jedes Mal wieder neu entscheiden muss. Wenn ich etwa Lebensmittel grundsätzlich mit Labeln wie »Bio« oder »Fair Trade« kaufe, dann kann ich schon sicher sein, wenigstens die relativ bessere Lösung zu finden. Und wenn ich zum Ökostromanbieter wechsle, dann muss ich auch nicht immer ein schlechtes Gewissen haben, wenn ich mal das Licht brennen lasse. Mit solchen Weichenstellungen erreicht man viel, ohne seine Kraft ständig an vergleichsweise kleine Entscheidungen zu vergeuden.

Was kann ich über meine Entscheidungen im privaten Rahmen hinaus tun?

Über das isolierte Engagement hinaus kann man sich auch politisch engagieren. Das können Parteien sein, aber auch die Fahrradverbände oder Gruppen vor Ort.

Veränderungen gibt es dann aber nicht von heute auf morgen.

Nein, dabei braucht man in der Regel einen langen Atem: Die Ergebnisse des Engagements kommen nicht von jetzt auf gleich. Aber es ist wichtig, ein konkretes Ziel zu haben und zu versuchen, es planvoll zu erreichen. Denn Nachhaltigkeit beginnt im Kopf.

Weniger konsumieren, ist das auch eine Lösung?

Wenn man durch Konsumieren glücklicher werden will, dann ist man zumindest auf dem Holzweg. Materialistische Aspekte spielen also beim tatsächlichen Erleben von Glück weniger eine Rolle als ein gelungenes Zusammensein mit Familie und Freunden. Und eine aktu-

elle Studie hat Strategien zutage befördert, die die meisten von uns vermutlich gar nicht in Zusammenhang mit Glück und Glücklichsein gebracht hätten. Wie beispielsweise Briefe zu schreiben, in denen man seine Dankbarkeit zum Ausdruck bringt gegenüber Menschen, die uns geholfen haben. Oder sich ausgiebig und intensiv an Momente zu erinnern, in denen wir sehr glücklich waren. Auch ein konsequent freundlicher und netter Austausch mit anderen Menschen steigert das eigene Glücksbefinden deutlich. Das gibt es ganz umsonst.

PROF. DR. ANJA ACHTZIGER
ist Professorin am Lehrstuhl für Sozial- & Wirtschaftspsychologie der Zeppelin-Universität am Bodensee. Sie erforscht u. a., wie Menschen Entscheidungen in ihrem Konsumverhalten treffen.

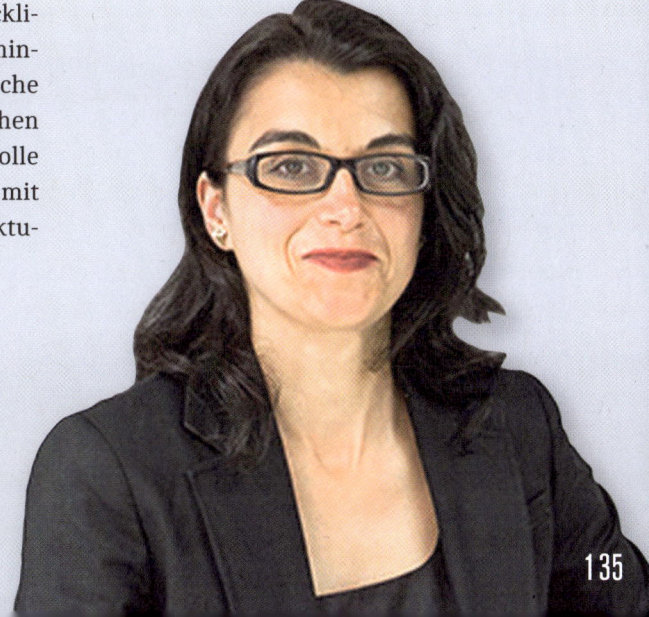

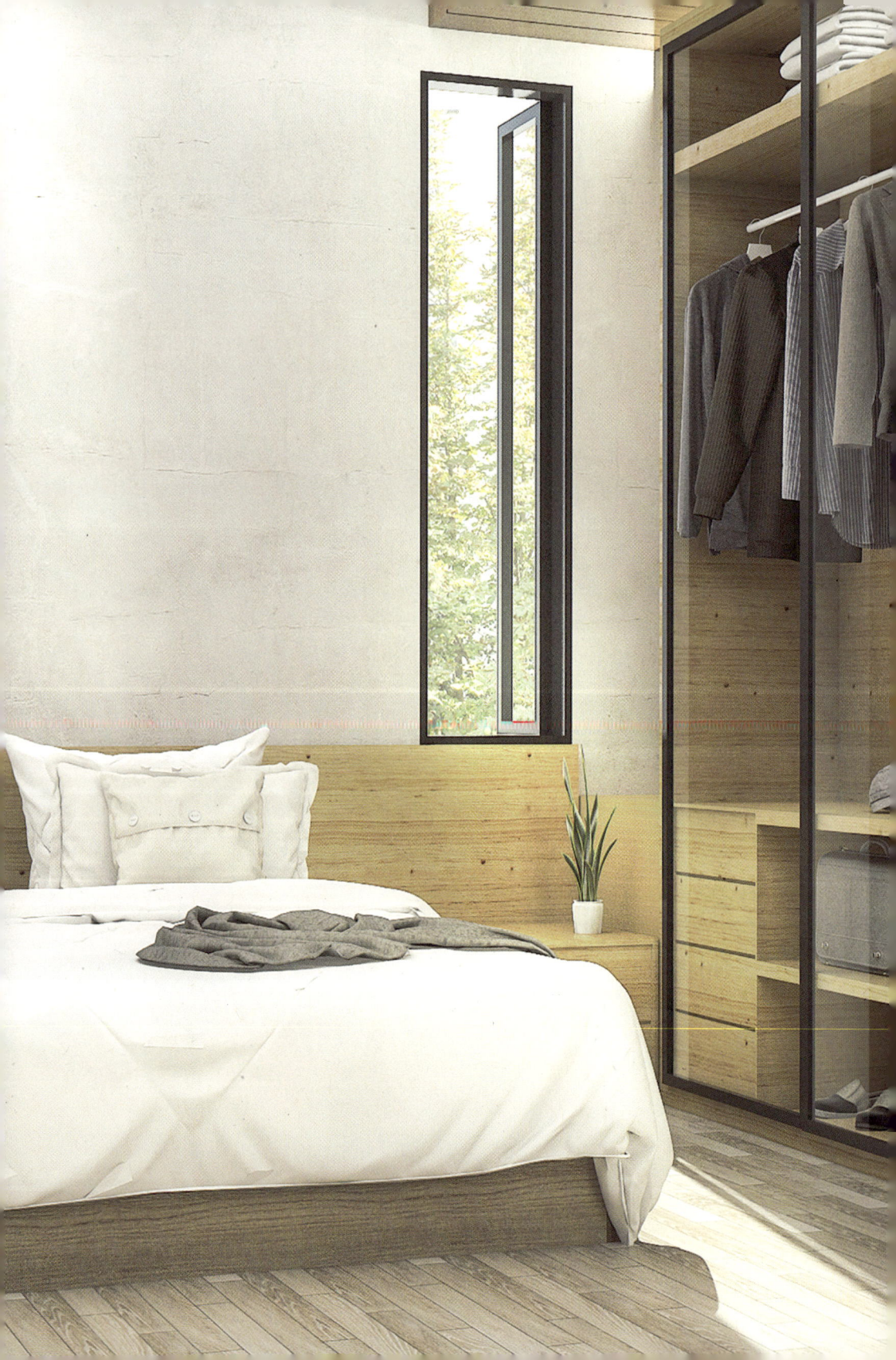

SCHLAF ZIMMER

Schlafen Sie gut, und hängen Sie sich etwas Schönes in den Kleiderschrank. Im Schlafzimmer geht es um die richtige Wahl von Stoffen, die uns hier umgeben – aber auch um unser Konsumverhalten: Rund 40 Prozent der 5,2 Milliarden (!) Kleidungsstücke hängen allein bei den Deutschen einfach nur im Schrank. Vieles wird schnell wieder aussortiert – vor allem Schuhe. Gerade bei Kleidung kann man ganz viel anders machen, die nächsten Seiten zeigen, wie das geht.

SECHS IDEEN FÜR DAS SCHLAFZIMMER

Decken aus Hanf

Die Hersteller von Daunendecken und -kissen behaupten, Gänsedaunen nur von toten Schlachttieren zu beziehen. Nachweisen können sie das nicht – auch nicht im Test der Stiftung Warentest von 2013 zur Unternehmensverantwortung. Die meisten Prüfkandidaten ließen die Tester erst gar nicht in ihre Betriebe. Und verlässliche Gütesiegel fehlen ganz. Grundsätzlich ist es in der EU verboten, Gänse lebend zu rupfen. Das Gesetz lässt jedoch ein Schlupfloch: Lebendrupfung während der Mauser, dem Zeitpunkt, zu dem sich die Daunen natürlich lösen, ist erlaubt. Da aber nie alle Gänse in den mehr als tausend Tiere umfassenden Herden gleichzeitig in der Mauser sind, sie aber im Akkord gerupft werden, kommt es zwangsläufig zu der tierquälerischen Praxis. Es entstehen Fleischwunden, die teils ohne Betäubung vor Ort genäht werden. Tiere verenden durch Knochenbrüche und Wunden. Bei Entendaunen dominiert immerhin die Rupfung von toten Tieren, weil genug Schlachtvieh anfällt. Intensivmast herrscht jedoch auch hier vor. Tierfreundlicher geht es zum Beispiel mit synthetischen Fasern.

Seidenspinner

Die Raupe des Seidenspinners schlüpft aus dem gesponnenen Kokon als Falter, um sich wie andere Schmetterlinge in der Erwachsenenphase zu vermehren. Doch auf den Seidenfarmen in China, Japan und Indien werden die Kokons vorher ausgekocht, damit sie nicht vom Aufbrechen der entwickelten Raupe zerstört werden. Wer dies nicht unterstützen möchte, kann auf die edle Tussah-Seide zurückgreifen, die von bereits aufgebrochenen, wilden Kokons gewonnen wird. Dadurch entsteht eine eigene, charakteristische Maserung auf den Endprodukten.

Gerade bei feiner Nachtwäsche ist die Auswahl an Alternativen jedoch groß: Kapok, Viskose oder Nylon können in Bezug auf Qualität und Haltbarkeit gut mit der Naturseide mithalten. Mischfasern aus Hanf, Bambus und Soja gewinnen zusätzliche Beliebtheit. Oder das sanfte Textil aus Milch: Eine Hannoveraner Firma hat ein Verfahren zur Gewinnung einer kompostierbaren Faser aus dem Kasein nicht verkäuflicher Rohmilch entwickelt.

AUFWAND ● ● ● ●
WIRKUNG ★ ★ ★ ★

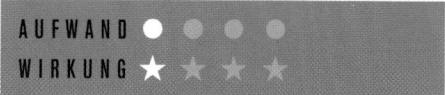

AUFWAND ● ● ● ●
WIRKUNG ★ ★ ★ ★

Ganz ohne Leder geht's nicht

Beim Leder scheiden sich die Geister: Tierrechtler betonen die Mitfinanzierung der Massentierhaltung und bezweifeln, dass die Tierhaut ausschließlich von ohnehin getötetem Schlachtvieh stammt. Und die Gerbung ist ein umweltintensiver Prozess, bei dem auf einen 400-Gramm-Straßenschuh ein Kilo Chemie kommt. Zur Gerbung lassen sich aber auch natürliche Stoffe wie Rinde, Rhabarber oder Olivenbaumblätter verwenden – ein Hinweis auf das Gerbungsmittel findet sich im Etikett. Diese Gerbung ist dann nicht nur besser für die Umwelt, sondern auch für die eigene Gesundheit.

Tierfreunde greifen gerne zu Baumwollschuhen. Doch auch hier ist die sozialökologische Bilanz nicht eben herausragend (siehe Seite 152 f.). Leinenschuhe schneiden in Sachen Nachhaltigkeit und Tierfreundlichkeit noch am besten ab, sind aber schwerlich was für kalte Winter.

Ökologisch betrachtet, ist Kunstleder auch nicht einwandfrei – schließlich wird es aus Erdöl gewonnen. Außerdem hält selbst gut verarbeitetes Kunstleder kürzer als ein guter Lederschuh, was den Verbrauch zusätzlich erhöht. Das Bundesamt für Verbraucherschutz und Lebensmittelsicherheit fand in Kunstleder zudem hohe Schadstoffgehalte.

Also doch Lederschuhe wählen? Tatsächlich wird selten ein Tier nur für das Leder getötet – das Fleisch ist weit profitabler. Beim Hauptexporteur China ist Massentierhaltung jedoch Standard. Bioleder aus ökologischer Nutztierhaltung ist zu empfehlen. Siegel werden jedoch selten verwendet; das IVN-Label für Naturleder gilt als sehr anspruchsvoll. Eine Herstellerliste finden Sie auf naturtextil.de.

Unsere Empfehlung daher: Pflanzlich gegerbtes Bioleder, wo nötig, und Leinen, wo möglich – und Schuhe möglichst lange tragen. Wer von Beginn an auf Qualität setzt, bekommt Schuhe, die sich prima reparieren lassen.

Gut zu wissen

Allergieauslösende Stoffe wie besonders Chrom VI dürfen sich seit 2015 nicht mehr als Rückstand in Lederwaren befinden. Die Verbindung entsteht, wenn Leder mit sogenannten Chromsalzen gegerbt wird.

AUFWAND ● ● ● ●
WIRKUNG ★ ★ ★ ★

Saug-Meditation

Unter den Staubsaugern ist der »ITO kvc 101a-2« das, was der Bugatti Veyron 16.4 unter den Sportwagen ist: Das Supermodell bei der Motorleistung. Der Bugatti hat 1.000 PS, der ITO hat 2.400 Watt. Das eine ist im normalen Stadtverkehr so sinnvoll wie das andere auf dem Küchenboden. Energiefresser sind sie beide.

Denn wie sauber ein Staubsauger macht, liegt nicht so sehr an der Power, die der Motor hat. Es kommt eher darauf an, wie der Hersteller die Saugdüse konstruiert hat und dass man schön langsam macht – meditativ. Saugt man zu schnell, wird der Schmutz nicht effektiv aufgenommen; bei glatten Böden reicht einfaches Saugen mit verringerter Leistung und bei hochflorigen Teppichen muss man ohnehin mehrmals »drüber«. So sparen Sie Strom und bei Saugern wie dem ITO kvc sogar bis zu 18 Euro im Jahr. Weniger Watt sind auch weniger laut. Und Sie können den alten Sauger noch ein paar Jahre mit gutem Gewissen nutzen.

Für neue Sauger führt die EU jetzt neue Grenzwerte ein: Die Motoren dürfen nur noch maximal 900 Watt ziehen. Der Reinigungsleistung schadet das nicht, aber es spart Strom.

Kerze? LED ist besser!

Ob beim intimen Mahl zu zweit oder für die schummrige Stimmung: Kerzenlicht ist nicht zu toppen, und sei die Lichtfarbe der LED-Lampe noch so »warm«. Aber gleich alles auf Kerzen umstellen? Besser nicht, denn schon die Rohstoffe, aus denen Kerzen bestehen, sind überhaupt nicht »öko«. Fast alle handelsüblichen Kerzen bestehen aus Paraffin, einem Erdölprodukt. Und wo dem Kerzenwachs Stearin beigemischt wird, sieht es kaum besser aus: Der nachwachsende Rohstoff wird aus Palmöl gewonnen, dem nicht selten Regenwald zum Opfer fällt.

Aber vor allem ist die Energieeffizienz einer Kerze mies: Eine übliche Haushaltskerze hat eine Helligkeit von 12 Lumen – und strahlt gleichzeitig eine Wärme von mindestens 100 Watt ab! LED-Lampen würden allein mit dieser Leistung eine wahre Festbeleuchtung von gut 9.500 Lumen erzeugen! Sie sind damit rund 800-mal effizienter als die gute, alte Kerze. Und absolut unschlagbar, wenn man sie mit Ökostrom betreibt.

Auf Munkeln im Dunkeln sollte man trotzdem nicht verzichten – aber dazu Kerzen aus Bienenwachs anschaffen. Das ist nachhaltiger und riecht auch besser.

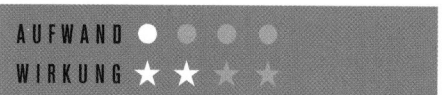

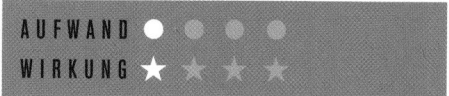

Besser glänzen

Oft liegen sie still in der Schublade des Nachtschränkchens und funkeln unschuldig: Ohrringe aus Gold oder Ringe mit kleinen Splittern von Rubin oder Smaragd. Schön, aber nicht immer gut. Denn je seltener Metalle und Steine, mit umso mehr Chemie und Energie müssen sie der Erde abgekämpft werden. Fairtrade Deutschland gibt an, dass jedes Jahr allein 100.000 Tonnen Quecksilber aus dem Goldabbau im Amazonas landen. Auch Kinderarbeit und illegale Minen sind beim Abbau von Edelmetallen und -steinen an der Tagesordnung. Die Alternative: Faires Gold. **fairtrade-deutschland.de** ist hier eine gute Adresse; dort bieten 25 Juwelier-Läden und über 40 Goldschmiede Schmuck aus fair gehandeltem Gold an. Fairtrade stellt dabei so sicher wie möglich, dass die Bergleute garantierte Mindestpreise für ihr Schürfgut bekommen und zusätzlich einen Bonus von rund zwei Euro je Gramm, der direkt an die Minenarbeiter geht. Faires Gold wird legal abgebaut und die nötigen Sicherheits- und Gesundheitsvorschriften müssen eingehalten werden. Hierzulande besonders gefragt: Trauringe aus fairem Gold. Denn wer will seine Partnerschaft schon auf Ringen mit abgründigem Hintergrund gründen?

Wer über die Trauung hinaus nachhaltig glänzen will, hat aber noch viel mehr Möglichkeiten: Die Initiative »Fair Trade in Gems and Jewellery« etwa, setzt sich für nachhaltige Schmuckstücke ein. Ähnliches Problem, neue Lösung: Künstlich produzierte Diamanten. Die fördern weder Bürgerkriege noch Kinderarbeit. In Sachen CO_2-Emissionen und Energieverbrauch liegen sie meist deutlich unter denen der Minen.

Warum nicht mal ins Pfandhaus? Für besondere Anlässe lassen sich Goldketten von Edelmarken ausleihen. Im Pfandhaus oder online kann man teils ab 2,50 Euro pro Tag Kleinode jeder Art borgen – und trotzdem glänzen. Zu guter Letzt: Antik- und Kreativmärkte besuchen. Das macht nicht nur mehr Spaß als der Gang zum Edeljuwelier. Ein einzigartiges Stück aus Omas Schmuckschatulle oder ein kreatives Schnäppchen aus Kronkorken oder Kaffeekapseln macht Sie zum Mittelpunkt jeder Party – garantiert!

AUFWAND ● ○ ○ ○
WIRKUNG ★ ★ ★ ☆

LIEBE IST ...
AUCH BIO-FAIR MÖGLICH

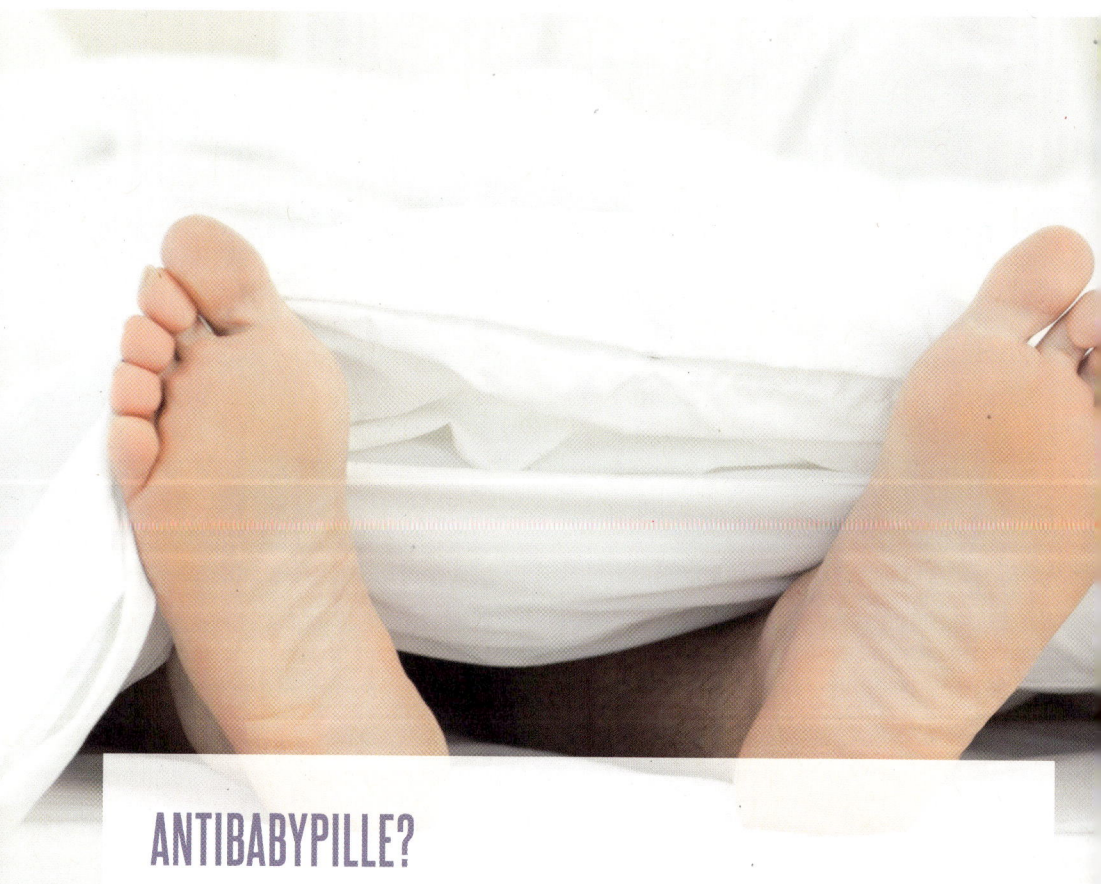

ANTIBABYPILLE?

Sie gilt als sicheres Verhütungsmittel: Nur drei von tausend Frauen werden trotz korrekter Anwendung »der Pille« schwanger. Doch die darin enthaltenen Hormone gelangen mit dem Urin ins Abwasser, und auch gesundheitlich ist die Pille umstritten, denn sie birgt eine erhöhte Gefahr für Thrombosen. Das synthetische Östrogen der Antibabypille kann von Kläranlagen nicht abgefangen werden und wird nur schwer in der Natur abgebaut. Bei Fischen und Fröschen wurden bereits eierlegende Männchen und eine Verlangsamung des Fortpflanzungszyklus der Weibchen beobachtet.

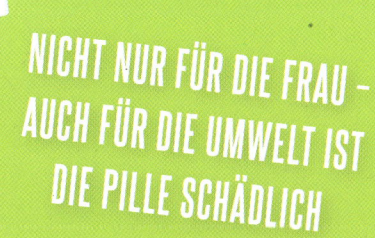

NICHT NUR FÜR DIE FRAU – AUCH FÜR DIE UMWELT IST DIE PILLE SCHÄDLICH

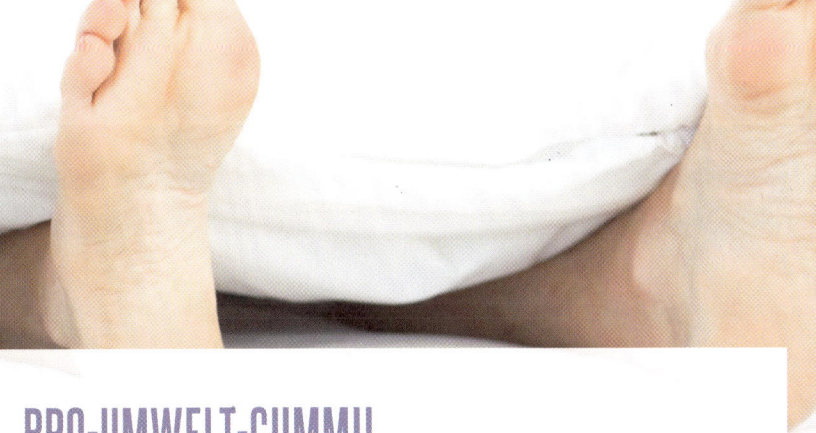

PRO-UMWELT-GUMMI!

Kondome schützen: vor ungewollter Schwangerschaft, HIV – und verschmutzten Gewässern. Unabhängige Tests zeigen, dass alle Marken sicher sind: Von 24.500 getesteten Kondomen hatten nur zwei ein Loch. Idealerweise verrichten sie ihren Dienst sogar bio-fair: Bei so gelabeltem Kautschuk fördern die Hersteller auch noch bio-soziale Projekte. Oft sind die Kondome sogar vegan – ohne das Milchprotein Kasein –, und der Kautschuk ist in kürzester Zeit natürlich abgebaut.

BUCH ODER READER?
EINE FRAGE DER MENGE

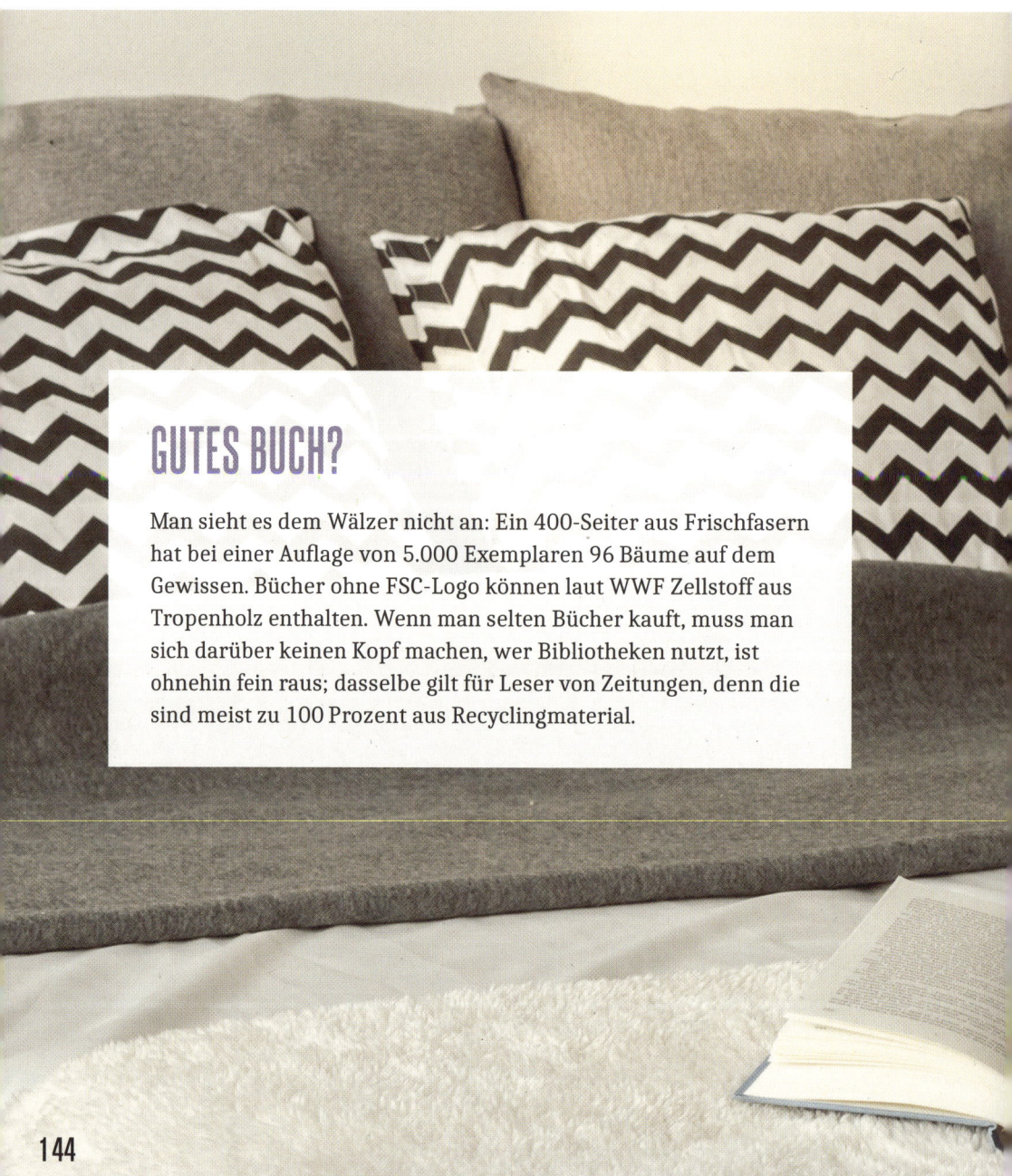

GUTES BUCH?

Man sieht es dem Wälzer nicht an: Ein 400-Seiter aus Frischfasern hat bei einer Auflage von 5.000 Exemplaren 96 Bäume auf dem Gewissen. Bücher ohne FSC-Logo können laut WWF Zellstoff aus Tropenholz enthalten. Wenn man selten Bücher kauft, muss man sich darüber keinen Kopf machen, wer Bibliotheken nutzt, ist ohnehin fein raus; dasselbe gilt für Leser von Zeitungen, denn die sind meist zu 100 Prozent aus Recyclingmaterial.

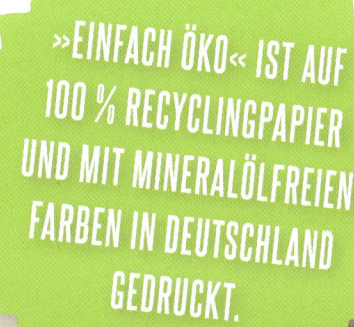

»EINFACH ÖKO« IST AUF 100 % RECYCLINGPAPIER UND MIT MINERALÖLFREIEN FARBEN IN DEUTSCHLAND GEDRUCKT.

GUTER READER!

Trotz Stromverbrauchs während des Lesens sind E-Book-Reader für Vielleser ökologischer als das Buch. Laut Öko-Institut lohnt sich der Reader energetisch bei mehr als zehn Büchern im Jahr. Damit die Bilanz wirklich stimmt, muss der Reader aber mindestens drei Jahre lang benutzt werden. Und wenn er irgendwann irreparabel kaputt ist, bitte ins Recycling geben. Alternative: Wenn Sie schon ein Tablet oder ein etwas größeres Smartphone besitzen, reicht statt Reader-Hardware auch die Reader-App.

BODENBELÄGE: DIE RICHTIGE GRUNDLAGE SCHAFFEN

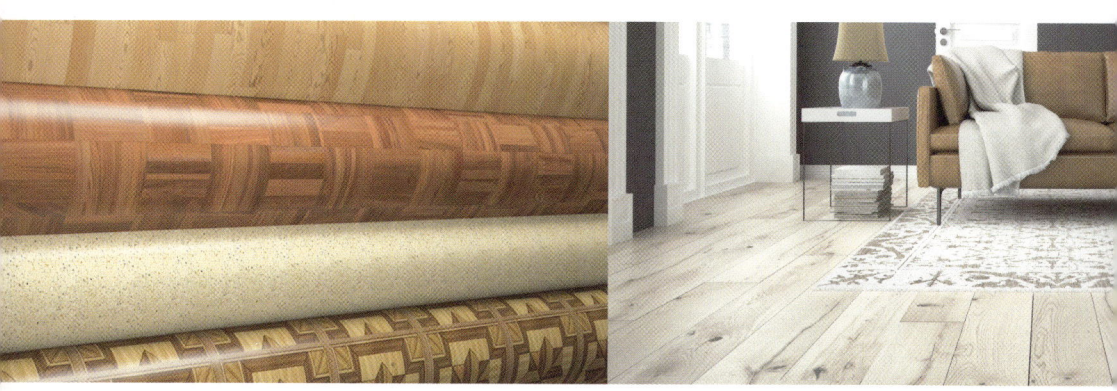

Manche Bodenbeläge belasten die Umwelt deutlich weniger als andere. Der Blaue Engel, das GUT-, das FSC- und andere Gütesiegel sind gute Hinweise. Ist der Belag langlebig und leicht zu reparieren, noch besser. Zu Hause sind natürlich auch gesundheitliche Aspekte relevant.

Gerade beim Entfernen alter Bodenbeläge ist Vorsicht geboten, hier besser zuerst ein Fachunternehmen befragen. Aber auch bei neuen Böden können Schadstoffe aus dem Belag, dem Kleber oder der Oberflächenbehandlung austreten. Oft reicht auch eine klebefreie Montage.

Linoleum und Kork

Sie sind optisch vielseitig, pflegeleicht, (schall-) isolierend, relativ wasserfest und ökologisch top. Denn sie bestehen größtenteils aus nachwachsenden Rohstoffen (Leinöl, Harze, Jute, Korkeichenrinde), Produktionsreste werden wieder zu Rohstoff, oder sie verrotten. Hochwertiges Linoleum (als Bahnenware, Fliese oder Klickparkett) ist strapazierfähig und langlebig. Massive Korkböden (als Fliesen oder Parkett) kann man abschleifen und neu versiegeln. Kork ist zudem gut recycelbar.

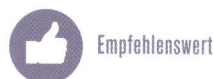 Empfehlenswert

Holz

Edel, lang haltbar und gut für das Raumklima sind (unversiegelte) Massivholzdielen und Massivparkett. Je nach Holzart und Oberflächenbehandlung sind sie unterschiedlich strapazierfähig. Einzelne Teile lassen sich austauschen, ein Abschleifen und Neuversiegeln sind möglich. Mehrschichtparkett kann schädliche Bindemittel enthalten. Bereits vor dem Kauf versiegelte Böden ersparen den Einsatz geruchsintensiver Lacke zu Hause. Nachhaltig sind Böden aus zertifiziertem Anbau.

Empfehlenswert

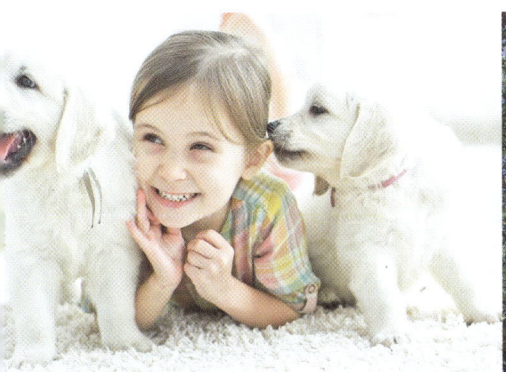
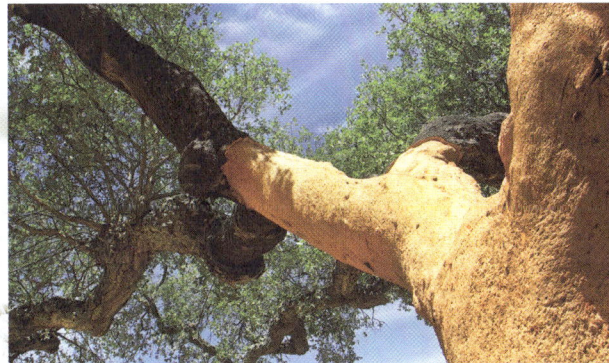

Teppichboden

Kuschlig können sie sein, aber auch stinkig. Gehen Sie mal in einen Teppichbodenmarkt. Die teils kritischen Ausdünstungen (etwa aus den Schaumrücken) kommen nicht nur bei Kunstfasern aus Erdöl vor. Tierhaare und Pflanzenfasern können zum Beispiel mit Pestiziden behandelt sein. Bei Wolle sind nicht nur Tierschutz und Produktionsbedingungen ein Thema, sondern auch Transporte und Färbung. Hoher Beanspruchung sind nicht alle Textilböden auf Dauer gewachsen.

Laminat

Wie eine trittfeste Fototapete am Boden kann die Mischung aus Holzwerkstoffen, Dekorpapier und Kunststoffschicht alle Oberflächen imitieren. Weitere Vorteile: Es ist billig, dünn, als Klicksystem leicht selbst zu verlegen und beim Umzug wiederverwendbar. Schadstoffe sind selten, die Holzwerkstoffe können nachhaltig erwirtschaftet sein. Gegen die »gute« Schallübertragung zum Nachbarn hilft eine Dämmung. Je nach Güte ist die Oberfläche unterschiedlich empfindlich.

PVC

PVC ist sicher nichts für das Schlafzimmer, aber in Keller oder Küche immer noch anzutreffen. Bodenbeläge aus PVC sind wasserfest, vielfältig im Design und oft sehr billig, aber gesundheitlich und ökologisch bedenklich. Weichmacher und andere Bestandteile können in die Umwelt gelangen. Die Produktion des Kunststoffs auf Erdölbasis ist problematisch, das Recycling für die Wiederverwendung unökonomisch, und bei der Verbrennung müssen gefährliche Stoffe mit Hightech entfernt werden.

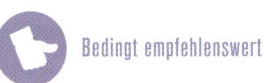 Bedingt empfehlenswert

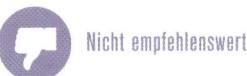 Bedingt empfehlenswert

Nicht empfehlenswert

DER LANGE WEG ZU FAIRER KLEIDUNG

China und Bangladesch sind die Nähmaschinen der Welt. Die meisten Kleidungsstücke – egal, ob von einer Markenfirma oder No-Name – werden dort genäht. Andere wichtige Produktionsländer sind Indien und die Türkei. In den USA oder der EU wird kaum noch industriell genäht. Die Arbeit wird in Asien gemacht, meist unter schlechten Arbeitsbedingungen: Näherinnen sitzen oft elf Stunden am Tag, sechs Tage die Woche an der Arbeitsbank und bekommen dafür umgerechnet rund 180 Euro im Monat – ein Lohn, der auch dort kaum zum Überleben reicht.

BILLIG KOSTET MENSCHENLEBEN

In Bangladesch, in der Nähe der Hauptstadt Dakka, bricht am 24. April 2013 um neun Uhr morgens ein Hochhaus zusammen – rund 3.000 Näherinnen waren in dem Gebäude. Tags zuvor war es von der Polizei wegen Rissen in den Wänden gesperrt worden, aber die Angestellten waren von den Fabrikbetreibern zur Arbeit gedrängt worden. Am Ende zählen die Behörden 1.127 Tote, überwiegend Frauen. Auch deutsche Ketten wurden beschuldigt, dass sie dort produziert hätten. Als Reaktion auf die weltweite Empörung unterzeichnen kurz darauf viele europäische und US-amerikani-sche Bekleidungshersteller ein Abkommen, dass höhere Baustandards in den Fabriken und besseren Arbeitsschutz garantieren soll. Bisher sind die Auswirkungen jedoch gering.

NICHT PERFEKT? GARANTIERT BESSER!

Garantien für gute Arbeitsbedingungen gibt es im internationalen Kleidungsgeschäft kaum. Die Lieferketten verzweigen sich vor Ort bis hin zu Kleinstbetrieben, die im Alltag sehr schwer zu kontrollieren sind. Auch der Ladenpreis sagt nichts darüber aus, wie die Arbeiterinnen in Asien behandelt werden. Dennoch bemühen sich einige Organisationen um eine faire Bekleidungsbranche und zeichnen geprüfte Kleidungsstücke mit einem Siegel aus.

Die Fair-Trade-Organisation kontrolliert die Arbeitsbedingungen der Baumwollbauern und prüft die Einhaltung von Umweltstandards. Aber auch die Weiterverarbeitung der Baumwolle muss die Standards der Fair-Trade-Dachorganisation (FLO) erfüllen – zum Beispiel müssen Kinder- und Zwangsarbeit ausgeschlossen werden können.

Die Fair Wear Foundation beobachtet die Verhältnisse in den Nähereien: Fair Wear setzt sich für bessere Arbeitsbedingungen, gegen Kinderarbeit und etwa für das Recht auf gewerkschaftliche Organisation in den Produktionsländern ein. Dazu überprüft Fair Wear die selbst gesteckten Sozialkriterien von mehr als

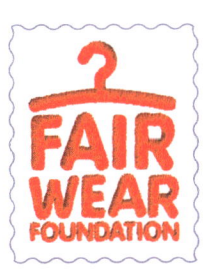

100 Anbietern, darunter bekannte Firmen wie Hess Natur und Outdoor-Marken wie Vaude, Jack Wolfskin, Deuter und Mammut.

Fair Wear kontrolliert die Fabriken einmal im Jahr, jede Inspektion dauert etwa anderthalb Tage. Die Kontrolleure erkundigen sich bei lokalen Organisationen und Behörden, ob eine Fabrik negativ aufgefallen ist. Außerdem beobachten die Teams die Firma von der Straße aus, um zu sehen, wie lange tatsächlich gearbeitet wird. Sie reden mit den Arbeiterinnen (außer Hörweite der Chefs) und prüfen in den Firmen die Arbeitsbedingungen. Wenn ein Unternehmen Vorschriften nicht einhält, versucht Fair Wear zusammen mit dem Lizenznehmer die Situation zu verbessern. In letzter Konsequenz werden Aufträge gestoppt.

WAS KANN ICH TUN?

Eine Jeans für 15 Euro? Zwar bedeutet ein hoher Preis nicht bessere Produktionsbedingungen, ein niedriger aber

mit großer Wahrscheinlichkeit schlechte. Kaufen Sie lieber seltener Kleidung, diese dafür hochwertig und mit Siegel. Fair produzierte Kleidung

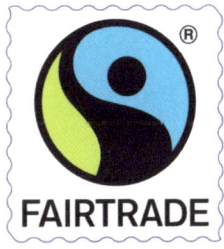

muss nicht teurer sein. Eine Verdopplung des Lohnes, die für eine Näherin schon vieles verändert, würde den Gesamtpreis eines T-Shirts kaum beeinflussen. Bei Produkten, die in Europa hergestellt werden, kann man in der Regel annehmen, dass Arbeitsschutz und Mindestlöhne eingehalten werden. Die Stiftung Warentest macht regelmäßig »Corporate Social Responsibility«-Tests, kurz CSR-Tests. Die Prüfer checken vor Ort, ob Unternehmen auf soziale und Umweltstandards bei ihren Zulieferern achten. Für viele Markenprodukte liefert auch die Internetseite rankabrand.de erste Anhaltspunkte zu sozialen Standards. Ihre Einstufung beruht auf den Unternehmensberichten der Firmen.

VINTAGE KAUFEN?
DAS MACH ICH MIR SELBST!

ALTKLEIDER?

27 Kilo Altkleider »produziert« jeder Deutsche jährlich. Die sozialen Dienste werden von der Flut der abgelegten Klamotten regelrecht überschwemmt. Die afrikanische Textilindustrie wird davon nicht zerstört, das leistet eher asiatische Billigware. Entsorgen, um zu helfen, braucht bei dem riesigen Altkleiderberg jedoch niemand: Weiternutzen ist und bleibt besser. Sammlungen mit »Fairwertung«-Hinweis bevorzugen, die verwenden die Einnahmen immerhin für soziale Zwecke. Zu bedenken: 37 Prozent der Altkleider enden als Putzlappen, 20 Prozent im Müll.

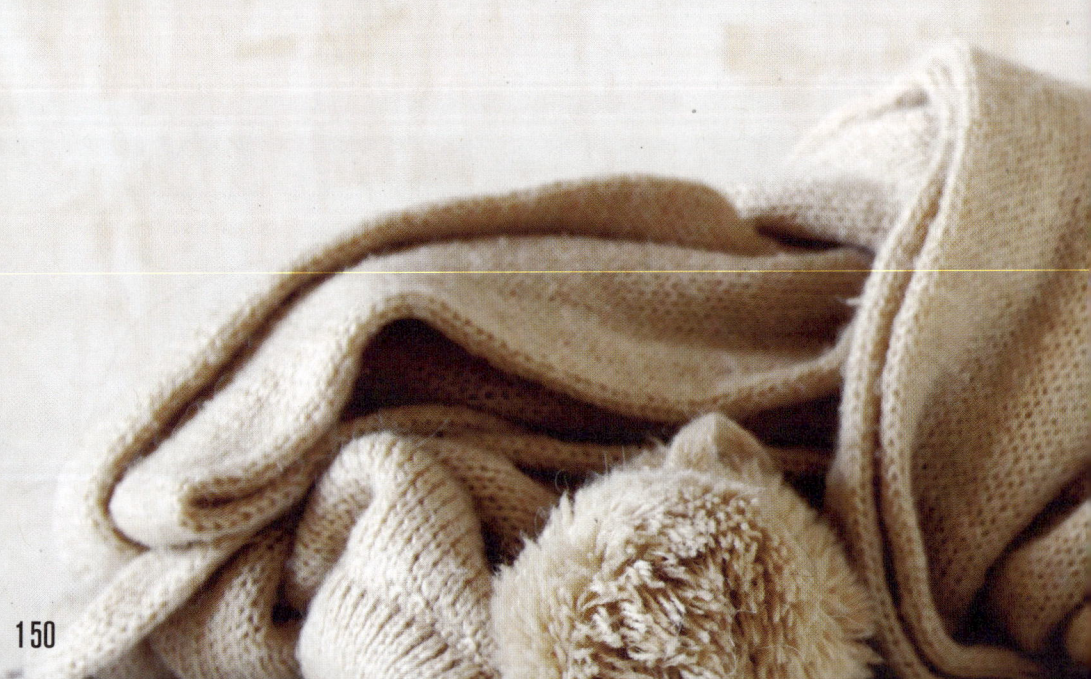

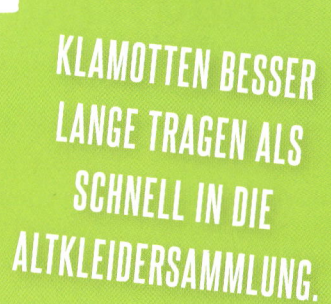

KLAMOTTEN BESSER LANGE TRAGEN ALS SCHNELL IN DIE ALTKLEIDERSAMMLUNG.

LANGE TRAGEN!

Wirklich ökologisch ist Kleidung nur, wenn wir sie so lange wie möglich tragen. Was bei neuen Hosen als chic gilt, geht auch von selbst: Löcher muss man nicht kaufen, und für den begehrten Used-Look müssen sich Arbeiter anderswo durch den Einsatz von Sandstrahlern keine Staublunge holen!

Wer flickt und näht, verlängert auch die Lebensdauer von Shirts und Mänteln. Dabei gewinnen die Lieblingsstücke an Individualität. Durch viele Waschgänge sind außerdem die Chemikalien ausgewaschen.

UNSERE KLEIDUNG UND IHRE UMWELTAUSWIRKUNGEN

Im Schnitt geben die Deutschen genau 10,60 Euro für ein Kleidungsstück aus. Das ist nicht viel, die wahren Kosten tragen oft die Menschen in den Fabriken und die Umwelt. Mit jedem gekauften Textil haben wir die Wahl, ob und wie wir einen Beitrag zu einer fairen und ökologischen Welt leisten – das beginnt schon bei der Faser: Die oft kritisierte, aber doppelt so häufig produzierte Kunststofffaser verbraucht in der Herstellung weniger Ressourcen als Baumwolle.

Auch knittern diese Hemden weniger und trocknen schneller – das macht auch ihre Nutzung umweltfreundlicher. Dafür gerät beim Waschen Mikroplastik ins Wasser und Kunststoffe für die Textilindustrie verbrauchen 0,8 Prozent des geförderten Rohöls. Dagegen hilft Recycling: Es gibt Shirts und Pullover, die aus recycelten PET-Flaschen hergestellt werden. Da diese Industrie allerdings in Asien sitzt, ist der Aufwand für den Transport hoch.

Baumwolle aus konventionellem Anbau ist ohne den Einsatz von für die Pflücker – in der Handernte arbeiten laut UNICEF 90 Millionen Kinder – lebensgefährdenden Pestiziden nicht zu haben. Die Mengen sind mit 150 Gramm Gift pro Shirt beträchtlich! Hinzu kommt die weite Verbreitung von Gen-Saatgut in Indien. Bio-Produktion verbessert viel: Bei zertifizierter Kleidung verzichten die Hersteller auf Pestizide und Kunstdünger, fördern Fruchtwechsel und den Schutz der Arbeiter.

Beim viel gelobten Hanf ist die Lage zwiespältig: Zwar ließe sich die Pflanze problemlos sogar im kühlen und nassen England anbauen. Doch die Hanfaufbereitung ist wegen veralteter Verarbeitungstechnik sehr arbeitsintensiv, sodass die Produktion der Fasern größtenteils im Niedriglohnland China stattfindet, nicht immer unter annehmbaren sozialen Bedingungen. Insgesamt hat Hanf aber laut Stockholmer Umweltinstitut die geringsten Folgen für die Umwelt, die negativen Auswirkungen sind nur halb so groß wie bei Baumwolle. Denn die Pflanze wächst so dicht, dass sie kaum chemische Hilfe bei der Unkraut- und Schädlingsbekämpfung braucht – die wuchernde Konkurrenz bekommt einfach kein Licht. Bio-Hanf kommt sogar ohne Düngemittel aus. Der Mehraufwand für den Bauern gilt als gering.

BAUMWOLL-SHIRT	HANF-HEMD	POLYESTER-SHIRT

Fächenbedarf

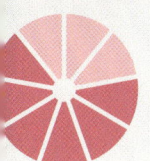

4,8 m²

Der Platzbedarf von Baumwolle ist hoch und lässt sich auch durch Bioanbau kaum verbessern: Laut Stockholmer Umweltinstitut braucht bio kaum weniger Boden als die konventionelle Produktion.

2,55 m²

Die Hanfpflanze wächst dicht und hoch. Das hilft gegen Unkraut und macht die Pflanze flächeneffizient: Ein Hanf-Hemd hat nur einen halb so großen »Ökologischen Fußabdruck« wie eines aus Baumwolle.

2,55 m²

Kunststoff-Verarbeitung braucht kaum Platz. Doch durch die Flächen, die zur Bereitstellung der Energie benötigt werden, ist der Öko-Fußabdruck dann doch so hoch wie beim Hanf.

Energiebedarf

1,95 MJ

Baumwolle kommt mit dem geringsten Energieeinsatz aus. Er hängt jedoch stark vom Wuchsort ab: Baumwolle aus Indien kann 50 Prozent mehr Energie brauchen als »Cotton made in USA«.

3,75 MJ

Wegen der geringen Produktionsmengen und wenig effizienter, veralteter Maschinen liegt der Energiebedarf für die Hanfverarbeitung deutlich über dem von Baumwolle. Aber: Hanfstoff ist pflegeleicht und spart so Energie beim Waschen.

15,75 MJ

Der hohe Energieverbrauch ist der Pferdefuß der Fasern aus Kunststoff – und damit fällt die Klimabilanz schlecht aus: Das von neuen Kunststofffasern verursachte CO_2 liegt um ein Vielfaches höher als das von Baumwolle.

Wasserverbrauch

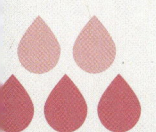

1.534 l

Baumwolle braucht viel Wasser, meidet aber nasse Böden. Darum liegen viele Felder in Trockengebieten und werden künstlich bewässert. Biobauern verwenden weniger Wasser, in Afrika nutzt man Regenwasser.

318 l

Hanf braucht ggü. Baumwolle nur ca. ein Fünftel des Wassers. Hanf lässt sich auch in Europa anbauen und mit Regenwasser bewässern. Die Produktionsmengen von Hanf sind deutlich geringer als die von Baumwolle.

2 l

Die Herstellung von Kunststofffasern verbraucht nur ein Tausendstel des Wassers, das für Baumwollfasern nötig ist. PET-Flaschen-Recycling noch weniger. Nachteil: Über das Waschen gelangen Synthetik-Fussel ins Meer.

uelle: Ecological Footprint and Water Analysis of Cotton, Hemp and Polyester, Stockholm Environment Institute 2005

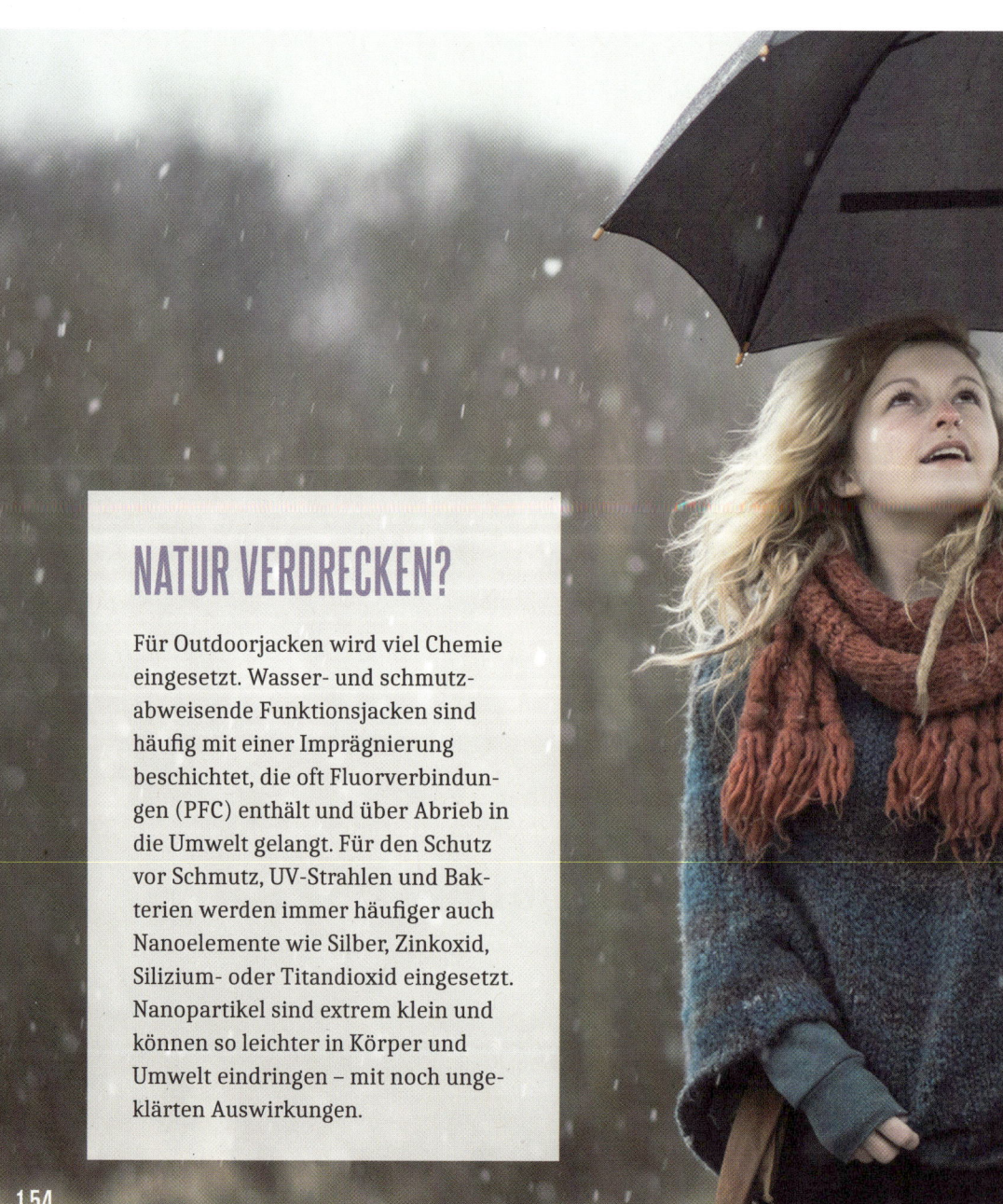

KLAMOTTEN –
MEHR MUT ZUR NATÜRLICHKEIT

NATUR VERDRECKEN?

Für Outdoorjacken wird viel Chemie eingesetzt. Wasser- und schmutz-abweisende Funktionsjacken sind häufig mit einer Imprägnierung beschichtet, die oft Fluorverbindungen (PFC) enthält und über Abrieb in die Umwelt gelangt. Für den Schutz vor Schmutz, UV-Strahlen und Bakterien werden immer häufiger auch Nanoelemente wie Silber, Zinkoxid, Silizium- oder Titandioxid eingesetzt. Nanopartikel sind extrem klein und können so leichter in Körper und Umwelt eindringen – mit noch unge-klärten Auswirkungen.

FÜR DEN WEG ZUR S-BAHN BRAUCHT ES KEINE HIGHTECH-ALLWETTERJACKE. REGENSCHIRM REICHT!

NATUR ENTDECKEN!

Viele Outdoor-Hersteller nehmen ihre Produkte zur Reparatur zurück. Wer dennoch eine neue Jacke braucht, sollte auf Blue-Sign- und Fair-Wear-Foundation-Label achten. Es gibt Outdoorjacken und andere Outdoorprodukte auch aus recycelten PET-Flaschen, Secondhand-Jacken sind auch eine gute Wahl. Oft reicht eine wasserdichte Jacke etwa aus gewachster Baumwolle. Wird der Trip in die Natur länger, wählen Sie PFC-freie Outdoorkleidung. Je weniger Schnickschnack, desto nachhaltiger!

GLOBAL DENKEN, LOKAL SHOPPEN

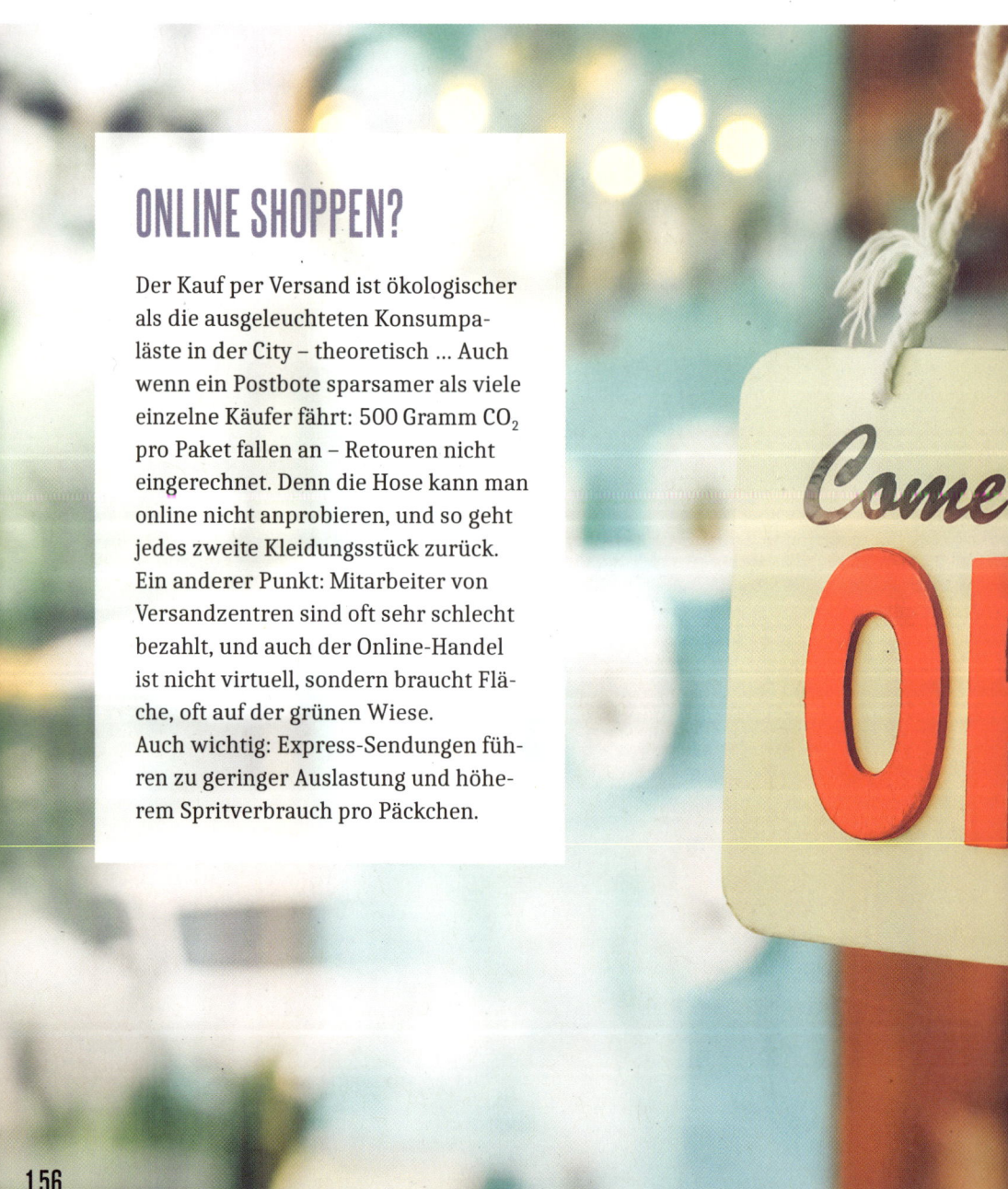

ONLINE SHOPPEN?

Der Kauf per Versand ist ökologischer als die ausgeleuchteten Konsumpaläste in der City – theoretisch … Auch wenn ein Postbote sparsamer als viele einzelne Käufer fährt: 500 Gramm CO_2 pro Paket fallen an – Retouren nicht eingerechnet. Denn die Hose kann man online nicht anprobieren, und so geht jedes zweite Kleidungsstück zurück. Ein anderer Punkt: Mitarbeiter von Versandzentren sind oft sehr schlecht bezahlt, und auch der Online-Handel ist nicht virtuell, sondern braucht Fläche, oft auf der grünen Wiese.
Auch wichtig: Express-Sendungen führen zu geringer Auslastung und höherem Spritverbrauch pro Päckchen.

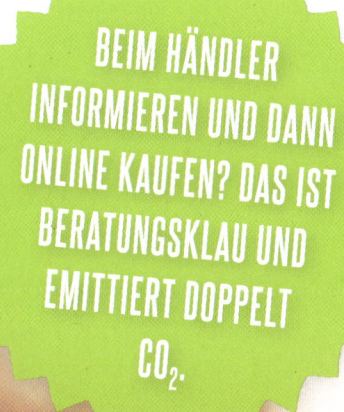

BEIM HÄNDLER INFORMIEREN UND DANN ONLINE KAUFEN? DAS IST BERATUNGSKLAU UND EMITTIERT DOPPELT CO_2.

IM KIEZ SHOPPEN!

Ohne Nah-Käufer verschwinden die Geschäfte aus dem Viertel: mit sozialen und ökologischen Auswirkungen. Wer einen Kilometer zur Boutique um die Ecke mit der Tram fährt, produziert 170 Gramm CO_2 für Hin- und Rückweg. Kauft man nur zwei Stücke, die dann gleich passen, spart man über ein Kilogramm Treibhausgas gegenüber dem Online-Kauf. Die Beratung ist ohnehin meist individueller. Und: Mit Geschäften vor Ort bleibt die Stadt lebendig und Shopping zu Fuß oder per Rad möglich.

EXPERTENMEINUNG
Shopping-Lust oder Öko-Frust?

Müssen wir unser Konsum-verhalten verändern?

Notwendig wäre eine Beschränkung, aber keine Abschaffung des Konsums. Die zentrale Frage lautet: Was dürfen wir uns an materiellen Freiheiten – Konsum, Mobilität und sonstige industriegefertigte Bequemlichkeit – nehmen, ohne ökologisch und damit auch sozial über unsere Verhältnisse zu leben? Für Konsum gilt dasselbe Prinzip wie für Medizin: Die Dosis macht das Gift. Aber die Rückkehr zu einem menschlichen Maß ist nicht nur eine Frage des Umwelt-, sondern des Selbstschutzes. Allzu viele Menschen leiden unter krasser Konsumverstopfung, weil sie mehr Dinge erwerben, als ihnen an Zeit zur Verfügung steht, um diese auch so zu nutzen, dass sie das Wohlbefinden erhöhen. Jede Konsumhandlung erfordert Zeit. Zeitknappheit, Hektik und Oberflächlichkeit sind Feinde des Genusses. Ihren wahren Reiz entfalten Konsumaktivitäten nur durch Beschränkung und Konzentration auf eine stressfrei zu bewältigende Auswahl.

Womit soll ich anfangen, um nachhaltig(er) zu leben?

Zunächst sollte die eigene CO_2-Bilanz ermittelt werden. Sie zeigt, wie weit jeder Einzelne von den im Rahmen des Zwei-Grad-Klimaschutzziels pro Person und Jahr zulässigen 2,7 Tonnen entfernt ist und was die dicksten Brocken sind. Das sind vor allem Flugreisen, die das ökologisch Ruinöseste darstellen, was jemand legal anrichten kann. Autoverkehr, zu viel Wohnfläche, tierische Nahrungsmittel und zu häufiger Konsum sonstiger Güter folgen als nächstes Entrümpelungspotenzial. Dinge achtsam und möglichst lange nutzen, ggf. mit anderen teilen wären weitere Maßnahmen. Nahrungsmittel selbst anbauen, zubereiten und lagern hilft dabei, mit weniger Geld auszukommen und der Agrarindustrie die Rote Karte zu zeigen. Arbeitszeit reduzieren und die frei gewordene Zeit in Reparatur, Gemeinschaftsnutzungsprojekte und eigene Produktion zu stecken wäre ebenfalls sinnvoll.

Kaufe ich besser nachhaltig produzierte Neuware oder Gebrauchtes?

Dinge so lange wie möglich zu nutzen ist mit wenigen Ausnahmen das Beste. Zu den Ausnahmen gehören Investitionsgüter, die viel Energie während ihrer Nutzung verbrauchen, etwa Waschmaschinen, Kühlschränke, Autos oder Heizungsanlagen. Hier kann es sinnvoll sein, funktionsfähige Geräte durch effiziente Neugeräte zu ersetzen. Aber wenn die Entsorgung des alten Objektes und die Produktion des neuen einkalkuliert werden, schmilzt der Effizienzvorteil oft dahin. Bei Kleidung lohnt es sich besonders auf faire Produktionsbedingungen zu achten – und dann Rock & Hose so lange wie möglich zu tragen. Gebraucht ist gerade hier eine ökologisch sehr gute Option.

Was nützt es, wenn ich mehr ändere als die anderen?

Wer mehr ändert als andere, wer nachhaltiger lebt, wird zum Vorreiter, führt damit den lebenden Beweis vor, dass ein bescheidenes und verantwortbares Leben möglich und glückstiftend ist.

Konsum und Energieverbrauch zu verringern erhöht zugleich die eigene Krisenrobustheit: Souverän ist nicht, wer viel hat, sondern wer wenig benötigt. Mehr Unabhängigkeit von industrieller Versorgung gibt auch neue Freiheiten. Je autonomer ich bin, desto selbstbewusster und weniger erpressbar kann ich mich politisch gegen zerstörerische Tendenzen engagieren. Insoweit wir anfangen zu verstehen, dass Nachhaltigkeitsziele mit Technik nicht einlösbar sind, erweisen sich reduzierte Konsum- und Mobilitätsansprüche als unabdingbar. Entsprechende politische Forderungen können daher nur glaubwürdig sein, wenn zumindest Einzelne vorauseilend so leben, wie es dann nötig wäre.

APL. PROF. DR. NIKO PAECH
lebt, was er empfiehlt, nämlich einen ressourcenleichten Lebenstil: ohne Handy, Auto, Flugreisen, Einfamilienhaus, außerdem vegetarisch.

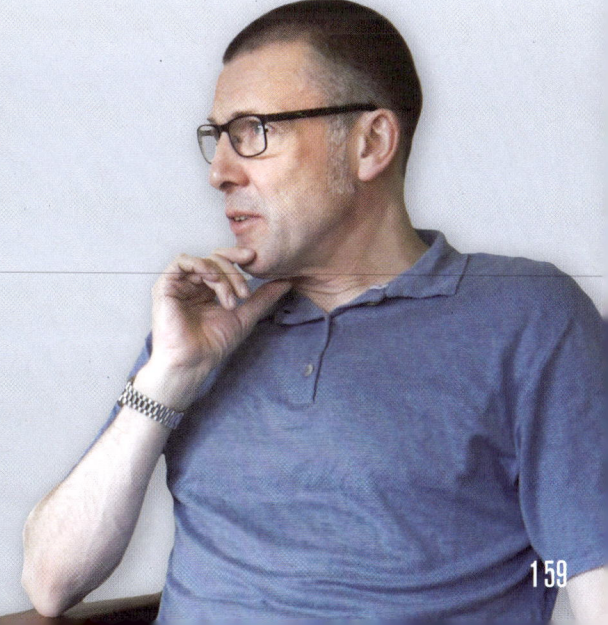

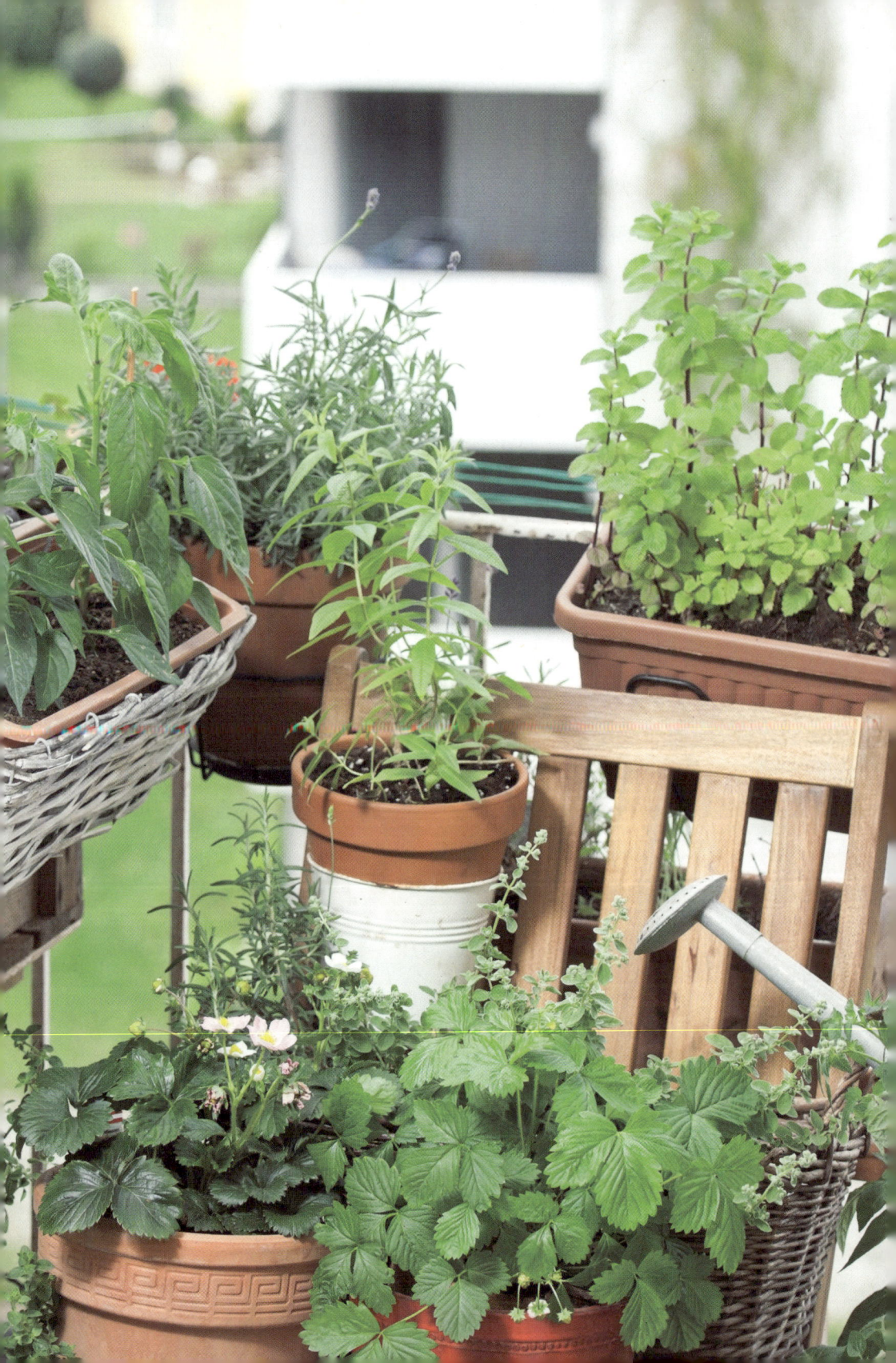

BALKON

Wer einen Garten oder Balkon hat, kann Sonne tanken, die Seele baumeln lassen, grillen (natürlich mit Holzkohle aus FSC-zertifizierten Wäldern), aber auch Wäsche aufhängen und eigenes Gemüse ziehen – und zwar in Bio-Qualität. Am besten eignen sich dafür Tomaten, Paprika und Chilis, Schnittsalate und Radieschen. Wer dann noch seine Balkon-möbel selbst zusammenzimmert, ist nicht nur öko, sondern auch trendiger Upcycler.

SECHS IDEEN FÜR DEN BALKON

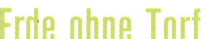

Rosen aus Afrika

Mehr als 100 Euro geben die Deutschen durchschnittlich pro Kopf und Jahr für Blumen und Pflanzen aus. Das macht Deutschland in Europa zum größten Absatzmarkt für Rosen, Ficus benjamini und Co. Laut Transfair werden 80 Prozent der in Deutschland verkauften Schnittblumen importiert, mehr als die Hälfte stammen aus Kenia, andere aus Kolumbien, Ecuador und Tansania. Rund um den Äquator verdienen ungefähr 70.000 Männer und 130.000 Frauen damit ihren Lebensunterhalt. Erstaunlich: Die Klimabilanz einer Rose aus Afrika ist besser als die einer Rose aus europäischen Gewächshäusern. Durch das milde Klima in Ostafrika spart man im Anbau so viel Energie ein, dass selbst der Flugzeugtransport nicht mehr so stark ins Gewicht fällt. Erste Wahl: Kaufen Sie in der Saison Rosen und Co. beim Blumenzüchter nebenan. Ansonsten mit Fair trade-Siegel, z. B. von Transfair oder Fair Flowers Fair Plants, aus Afrika. Die Siegel stehen für hohe soziale Standards, auch wenn Missstände nicht sicher ausgeschlossen werden können.

Erde ohne Torf

Erde ist nicht gleich Erde. Wenn man nicht genau hinsieht, nimmt man wahrscheinlich ein Stück Moor aus dem Gartencenter mit nach Hause. Auch die Blumen und Pflanzen im Blumentopf aus Plastik enthalten fast immer: Moor. Dabei zählen Moore zu den wichtigsten Kohlenstoffsenken. Bei weltweit nur drei Prozent Landfläche speichern sie doppelt so viel Kohlenstoff wie alle Wälder zusammen. Durch den Abbau von Torf gelangen in Deutschland jedes Jahr 45 Millionen Tonnen CO_2-Äquivalente in die Atmosphäre, das sind ungeheure fünf Prozent unserer gesamten Emissionen. Dazu kommt, dass durch die Zerstörung der Moore Tiere wie Sumpfohreulen, Birkhühner und seltene Pflanzen wie der Sonnentau ihren Lebensraum verlieren können. Es ist leicht, auf torffreie Produkte auf Basis von Kompost, Rindenmulch und Holzfasern auszuweichen. Die torffreien Erden liegen meist gleich neben den Torfprodukten. Im Test der Stiftung Warentest von 2014 schnitten die Marken Compo und Neudorff am besten ab.

Steine mit Siegel

Mit einem Stein, denkt man, kann man doch nun wirklich nichts falsch machen. Ob als unbehauener Schmuckstein für den Garten, als edler Marmorbelag im Eingang zum Einfamilienhaus oder in der Einfahrt zum Firmensitz: Der Baustoffhändler liefert Granit, Marmor oder Sandstein mit dem Laster frei Haus. Wo diese Steine herkommen, fragt man selten. Und tatsächlich geht es bei Steinen weniger um CO_2-Emissionen und Klimaschutz. Es geht um Arbeitsbedingungen und Kinderarbeit in Asien. Die Zahlen: Laut Terres des Hommes wird in Deutschland jedes Jahr eine Million Tonnen Gestein wie Granit, Sand und Kalkstein, Marmor, Schiefer oder Schotter verarbeitet. Rund 80 Prozent davon kommen billig aus Indien und China. Die Zustände in den dortigen Steinbrüchen sind oft katastrophal. Kinderarbeit ist zwar offiziell verboten – in vielen Minen Indiens jedoch noch verbreitet. Schätzungen gehen davon aus, dass etwa 15 Prozent der Arbeiter in den Steinbrüchen unter 18 Jahren sind. Das heißt, dass sie neben ihrer Arbeit in den Brüchen kaum Zeit und Kraft finden, regelmäßig die Schule zu besuchen oder eine Ausbildung zu machen. Besonders schlimm sei die Lage in kleinen Minen: Ohren-, Mundschutz und Helme fehlen hier oft. Krankheiten wie die Silikose (Staublunge) sind verbreitet, die Lebenserwartung ist niedrig, berichten Organisationen wie Terres des Hommes.

In den Baumärkten oder beim Einkauf im Internet können Kunden oft nicht erkennen, aus welchem Land die Steine kommen. Da gibt es auch bei den Groß- und Einzelhändlern noch viel Nachholbedarf. Daher sollte man hier gezielt nach Herkunft der Steine und den Arbeitsbedingungen in den Minen fragen. Möglicherweise geben Sie damit den Anstoß, sich überhaupt mit dem Thema zu befassen. Wer sichergehen will, dass die eigenen Gehwegplatten ohne Kinderarbeit hergestellt wurden, dem bieten sich zwei Siegel zur Orientierung an: Der Sozial- und Umweltstandard »Fair Stone« (fairstone.org) und das XertifiX-Siegel (xertifix.de). Beide erteilen ihr Gütezeichen nur solchen Steinprodukten, die ohne Kinder- und Zwangsarbeit und unter Wahrung der Sicherheit und Gesundheit der Arbeiter hergestellt wurden. Die Siegelanbieter versprechen, dass auch auf den Umweltschutz in der Produktion geachtet wird.

AUFWAND ● ● ● ●
WIRKUNG ★ ★ ★ ★

Grün-Kohle

Die billigen Grillkohle-Beutel aus dem Baumarkt können Tropenholz enthalten. Wer die Umwelt schonen will, sollte daher auf das FSC-Siegel achten und heimische Hölzer bevorzugen (am besten eignet sich Buche). Manche Hersteller verarbeiten auch ausschließlich Reste aus der Holzindustrie und tragen so zu einer besseren Verwertung bei. Inzwischen gibt es auch außergewöhnlichere Resteverwertungen aus Kokosschalen, Olivenkernen und Bambusverschnitt: Die Abfallprodukte werden gemahlen, verkohlt, mit Stärke und Wasser gemischt und dann zu Briketts gepresst. Seine Öko-Grillmeister-Künste beweist zudem, wer nicht zu erdölbasierten Chemieanzündern, sondern zu Bio-Flüssiganzündern greift – oder die Kohle mit Altpapier und Astwerk anzündet. Einen Versuch wert sind auch Anzünder aus Kerzenwachs-, Papierresten und Abfallholz – diese werden oft in Behindertenwerkstätten hergestellt und online in Großpackungen verkauft.

Kritisch am Holzkohlegrill kann außerdem die CO_2-Bilanz sein. Sieben Kilogramm CO_2 pro Grilleinheit gehen zulasten des Klassikers, wenn er aus nichtnachhaltiger Forstwirtschaft stammt. Doch auch das lässt sich reduzieren: Ein Elektrogrill verursacht gar keine Treibhausgase, wenn er mit Ökostrom betrieben wird, und das auch beim Anheizen ganz ohne störenden Rauch. Mit vier Cent Stromverbrauch pro Steak waren hochwertige Geräte in Verbrauchertests sogar günstiger als der Kohlegrill. Kostenlos grillt der Solargrill: Die gut einen Meter durchmessende Parabolschüssel sammelt genügend Hitze, um das Grillgut bei sonnigem Wetter gepflegt zu rösten. Für unterwegs ist der in der Anschaffung teure Solargrill nichts, aber auf der Terrasse grillt es sich ja ohnehin am entspanntesten. Unser Tipp für das unkomplizierte sommerliche Grillen am See: Bloß keine Wegwerfgrills kaufen! Ein simpler Metallgrill lässt sich auf jedes Fahrrad schnallen und passt in jeden Anhänger. Wenn man dann beim Einkauf noch auf Holzkohle aus heimischer Forstwirtschaft achtet, hat man mit wenig Aufwand schon einiges bewirkt.

Gut zu wissen

Kugelgrills werden immer beliebter. Sie sparen Kohle und in der geschlossenen Kugel lassen sich viele Gemüse indirekt garen. Fast wie im Backofen.

AUFWAND ● ○ ○ ○
WIRKUNG ★ ★ ☆ ☆

Weihnachtsbaum

Darf man für das Weihnachtsfest Bäume fällen? Man darf. Denn der Weihnachtsbaum stammt in der Regel aus gesondertem, nachgepflanztem Anbau. Zwar kann man auch eingetopfte Bäume ausleihen und nach Gebrauch zurückgeben, doch allzu oft überleben die Tannen die Temperaturwechsel und (schlechte) Pflege im Weihnachtshaushalt nicht. Stirbt der Baum dann noch im gleichen Winter, ist es nur schade um den Transportaufwand und die gute Erde. Um so einen Christbaum ins nächste Jahr zu retten, muss man ihn auf jeden Fall gut gießen und ihm eine Übergangszeit in kühlen Räumen wie der Garage oder dem Keller genehmigen.

Der Plastikbaum ist übrigens keine Alternative: Erst nach 17 Jahren schlägt seine Ökobilanz die des gefällten Naturbaumes. Beim Kauf des Weihnachtsgewächses zu einer Fichte, Kiefer oder Tanne von einer Baumschule in der Region greifen. Nordmanntanne oder Douglasien sind in unserem Ökosystem eigentlich nicht heimisch. Bei Tannen mit FSC- oder einem Biosiegel wurde auf Dünger und Unkrautvernichtungsmittel verzichtet, das entlastet die Böden.

Weniger Streugut

Bei der Pflichträumung glatter Wege vor dem Grundstück greifen noch immer viele Hauseigentümer auf umweltschädliches Streusalz zurück. Das ist jedoch in manchen Gemeinden mit gutem Grund verboten. Die Salzionen verdrängen wichtige Nährstoffe für umgebende Pflanzen, vermindern die Bodendurchlüftung und erhöhen den pH-Wert. Dadurch sterben Blätter ab und Bäume am Straßenrand verlieren frühzeitig ihr Laub. Auch das Grundwasser kann versalzen, wobei langfristige Schäden aufgrund des Streuguts noch nicht nachgewiesen wurden.

Deshalb gilt: Höchstens auf Gefahrenstellen salzen, und auch da nur sparsam. Oder frühzeitig die Schippe nutzen, meist genügt das. Bei Treppen lässt sich so jedoch nicht immer gegen Eisglätte vorbeugen. Hier empfehlen sich abstumpfende Mittel wie Sand, Splitt oder Granulat. Splitt verbraucht in der Produktion dreimal so viel Energie wie Salz. Besser sind daher Sand (hält allerdings bei Neuschnee nicht an), Kies, Kaliumkarbonat-Blähton oder Granulat aus Ernteresten. Das Blauer Engel-Siegel hilft bei der umweltfreundlichen Wahl.

AUFWAND ● ● ● ●
WIRKUNG ★ ★ ★ ★

AUFWAND ● ● ● ●
WIRKUNG ★ ★ ★ ★

GRÜNES GÄRTNERN
NICHTS EINFACHER ALS DAS

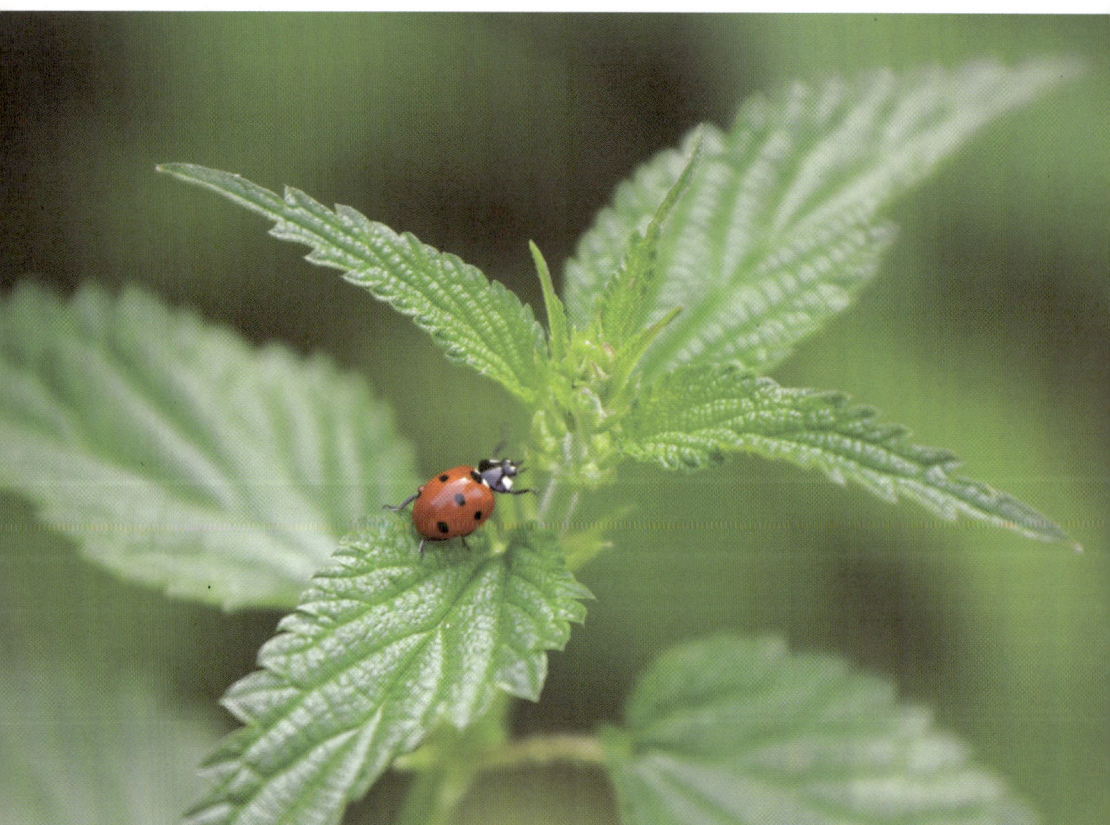

Machen Sie Ihren Garten zur Arche Noah: Denn draußen, bei den professionellen Gartenbaubetrieben und den agrarindustriell geprägten Bauernhöfen geht die Artenvielfalt immer weiter zurück, der Nitratspiegel im Grundwasser steigt. Schon heute leben dadurch besonders in Großstädten mehr Pflanzensorten und Tierarten als draußen, in der vermeintlichen Natur. Das liegt nicht nur daran, dass die Zeiten der Gärten mit Betonwegen und manikürtem Rasen vorbei sind. Auch der Einsatz von Pflanzenschutzmitteln ist zurückgegangen. In den Gärten wachsen so unterschiedliche Pflanzen, dass Insekten und Vögel vom Frühjahr bis in den Herbst immer etwas finden, das gerade blüht oder reif ist.

Präparate mischen Biologische Pflanzenschutzpräparate kann man auch selber aus Wild- und Gartenkräutern ansetzen. Zum Beispiel: Ein Kilo Brennnessel auf 10 Liter Regenwasser 24 Stunden ziehen lassen und unverdünnt aufspritzen hilft gegen Blattläuse und Milben auch vorbeugend. Gegen Lauchmotten und Blattwespen kann man 30 Gramm getrockneten Rainfarn in gleicher Menge Wasser zur Brühe ansetzen. Zur Bekämpfung, etwa der Möhrenfliege, hilft schon eine Knoblauch-Zwiebel-Brühe.

Widerstand bilden Gesunde Pflanzen bieten mehr Widerstand. Der Garten oder Balkon sollte daher genug Sonne und Erde für jedes Gewächs lassen, angepasst an die jeweiligen Bedürfnisse. Mit natürlichem Kompost gepflegter Boden, häufig aufgelockert, bietet weniger Lebensraum für die unerwünschten Fresser. Vertrocknete Erde hingegen macht anfällig für Mehltau und Schorf. Auch der Zeitpunkt ist wichtig: Verschaffen Sie ihrem Gemüse einen Vorsprung vor der Hochzeit von Schnecken und Co.

Nützling ansiedeln Die richtigen Tiere im Garten machen Schluss mit den Schädlingen – etwa der Marienkäfer. Für 10 Euro bekommt man eine Larvenkarte mit Blattlaus fressenden Florfliegenlarven – das rettet ganze 10 Quadratmeter Pflanzen. Auch Fadenwürmer und Raubmilben bekommt man per Versand. Auch gut: Mit Nistkästen und Rückzugsplätzen Lebensraum für die Insektenfresser Vögel, Igel und Kröten schaffen. Oder für 25 Euro den Schnecken-Killer Indische Laufente für ein paar Tage mieten.

Pflanzen wählen Manche Pflanzen sind naturresistent: Bestimmten Salaten kann Mehltau nichts anhaben, und »Boscs Flaschenbirne« kennt keinen Birnenschorf. Ein regelmäßiger Fruchtwechsel (nicht immer die gleiche Pflanze auf einer Fläche) schont den Boden, der so mehr Nährstoffe behält und weniger Dünger braucht. Auch nebeneinander gilt: Mischkultur verdirbt Schädlingen den Appetit. Zwiebelfliegen mögen keine Möhren, Möhrenfliegen mögen keine Zwiebeln.

DÜNGEMITTEL: DER CHEMIE EIN SCHNIPPCHEN SCHLAGEN

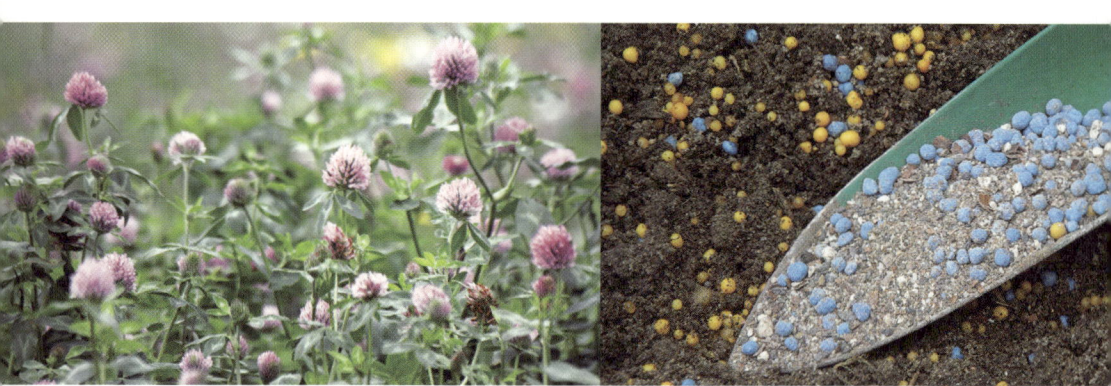

Auch Pflanzen leben nicht nur von Luft und Liebe. Sonnenlicht und die liebevolle Bewässerung des Hobbygärtners reichen allein nicht aus. Pflanzen brauchen jede Menge Nährstoffe wie Phosphor, Kalium, Magnesium und Stickstoff. Doch die meisten Hobbygärtner überdüngen ihre Zier- und Nutzbeete. Das schadet der Umwelt, dem Geldbeutel und sogar den Pflanzen. Das Umweltbundesamt warnt außerdem vor der Stickstoffverbindung Nitrat: Ein gutes Viertel des Grundwassers ist mit Nitrat belastet. Darum gilt: Finger weg vom klassischen Mineraldünger aus der Chemiefabrik.

Gründünger

Wicken, Klee und Lupinen werden im Herbst auf dem abgeernteten Beet eingesät. Dort wachsen sie binnen Wochen die offene Erde zu. Dabei lockern ihre Wurzeln den Boden auf und schützen so auch vor Erosion. Wenn sie nach dem Winter, zu Beginn der neuen Pflanzperiode, untergearbeitet werden, bringen sie Nährstoffe wie Stickstoff ein. Dadurch können Hobbygärtner auf die Stickstoffzufuhr mit Mineraldünger meist ganz verzichten.

Kompost

Küchen- und Gartenabfälle sind kaum zu überbieten. Wenn sie wenigstens ein Jahr lang kompostiert wurden, liefern sie Humus und Nährstoffe – und bringen so alles mit, was sich die Pflanzen und Gräser wünschen. Für besonders guten Kompost mischt man dünne Äste und Laub gezielt mit Küchenresten und Rasenschnitt. Der Kompost hat so vielfältige Nährstoffe und die dünnen Äste sorgen für eine gute Belüftung.

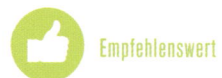 Empfehlenswert

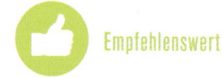 Empfehlenswert

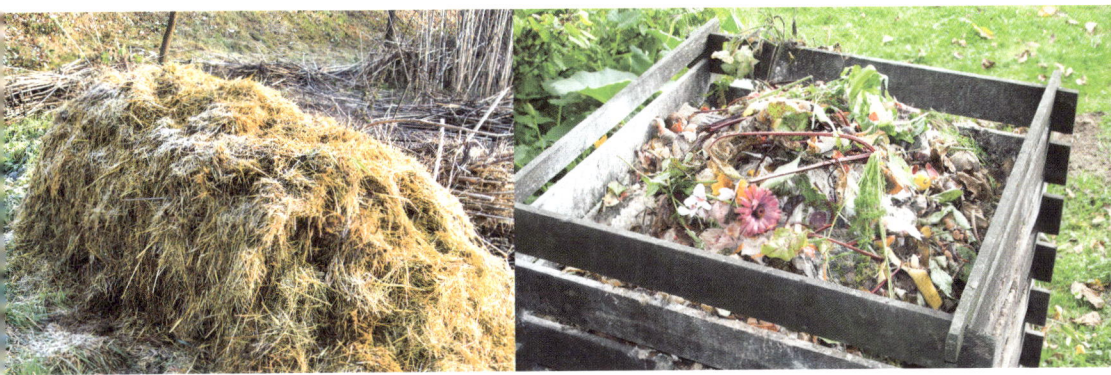

Lebendiger Dünger

Mikroorganismen können die Nährstoffaufnahme und den Schutz von Pflanzen gegen Krankheiten verbessern. Darum werden sie als »Bodenbakterien zur Verbesserung der mikrobiellen Nährstoffumsetzung« für den professionellen Gartenbau angeboten. Möglicherweise lässt sich so der Düngemittelbedarf der Landwirtschaft senken. Hobbygärtner nehmen Kompost und Gründünger, sie brauchen diese »Bio-Dünger« nicht.

Mineraldünger

Reine Mineraldünger mit den Nährstoffen Phosphat, Kalium und Stickstoff werden in chemischen Prozessen aus Phosphatgestein und Kaliumsalzen hergestellt. Der Stickstoff wird unter hohem Energieeinsatz aus Luft-Stickstoff gewonnen. Setzen Sie dieses nicht nachhaltige Produkt wirklich nur dann ein, wenn Ihre Pflanzen kränkeln und dringend schnelle Nährstoff-Nothilfe brauchen.

Organischer Dünger

Von Hühnermist über Algensaft bis zum Tiermehl: »Organische Dünger« sind Nährstoffkombinationen aus natürlichen Produkten – oft allerdings mit Resten aus der Nahrungsmittelindustrie und der Landwirtschaft. Gut ist, dass diese Dünger sich nur langsam im Boden zersetzen und ihre Wirkung langfristig entfalten. Wer keine Reste aus der Massentierhaltung will, muss anhand der Inhaltsstoffe rein pflanzliche Produkte auswählen.

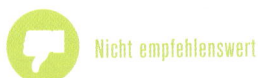 Nicht empfehlenswert

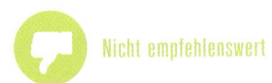 Nicht empfehlenswert

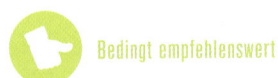 Bedingt empfehlenswert

VON RECYCLING ZU UPCYCLING

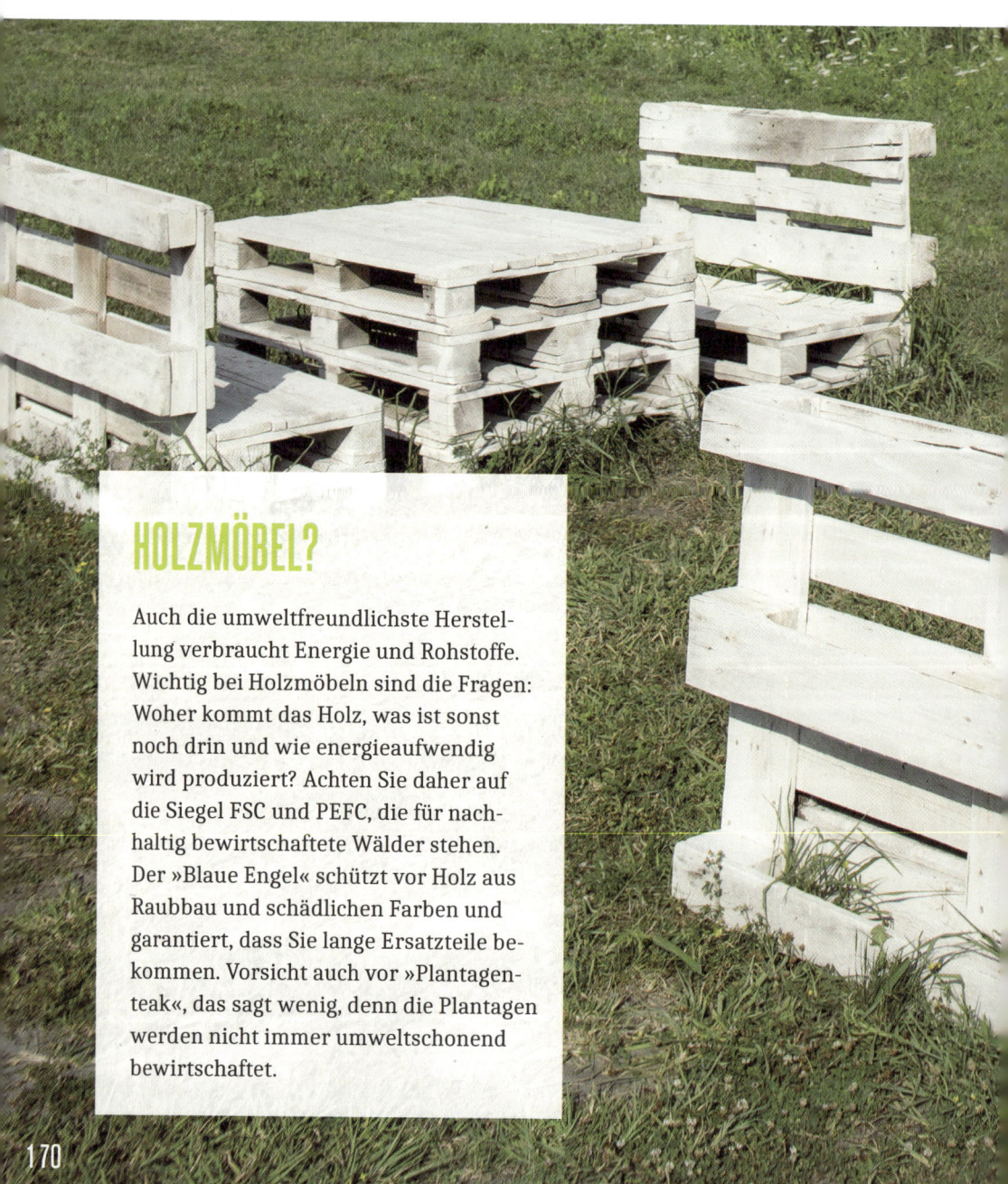

HOLZMÖBEL?

Auch die umweltfreundlichste Herstellung verbraucht Energie und Rohstoffe. Wichtig bei Holzmöbeln sind die Fragen: Woher kommt das Holz, was ist sonst noch drin und wie energieaufwendig wird produziert? Achten Sie daher auf die Siegel FSC und PEFC, die für nachhaltig bewirtschaftete Wälder stehen. Der »Blaue Engel« schützt vor Holz aus Raubbau und schädlichen Farben und garantiert, dass Sie lange Ersatzteile bekommen. Vorsicht auch vor »Plantagenteak«, das sagt wenig, denn die Plantagen werden nicht immer umweltschonend bewirtschaftet.

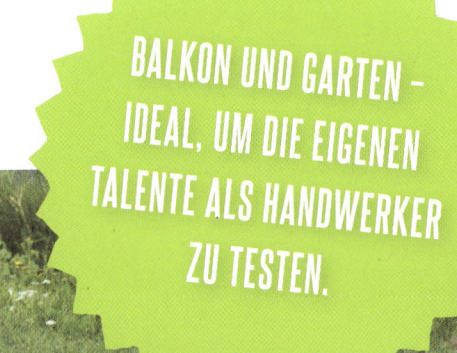

BALKON UND GARTEN – IDEAL, UM DIE EIGENEN TALENTE ALS HANDWERKER ZU TESTEN.

SELBER MÖBELN!

Aus den Sachen, die andere wegwerfen würden, lassen sich unerwartet schöne Sachen machen. Gerade für den Balkon ist selber möbeln eine gute Sache: Tische und Stühle werden nur tageweise im Sommer benutzt. Sie sind zudem der Witterung ausgesetzt. Es ist also nicht so schlimm, wenn sie von Anfang an nicht perfekt sind. Genormte Transportpaletten gibt es über Kleinanzeigen schon für wenige Euro. Achten Sie auf das Branding »EPAL« des europäischen Paletten-Dachverbands und reinigen Sie gebrauchte Paletten. Selber-Möbeln-Anregungen: **palettenmoebel.net**. Wer selbst nicht gern zum Hammer greift, kann Möbel aus recycelten Materialien auch kaufen.

RASENMÄHEN
NICHTS UNNÖTIGER ALS DAS

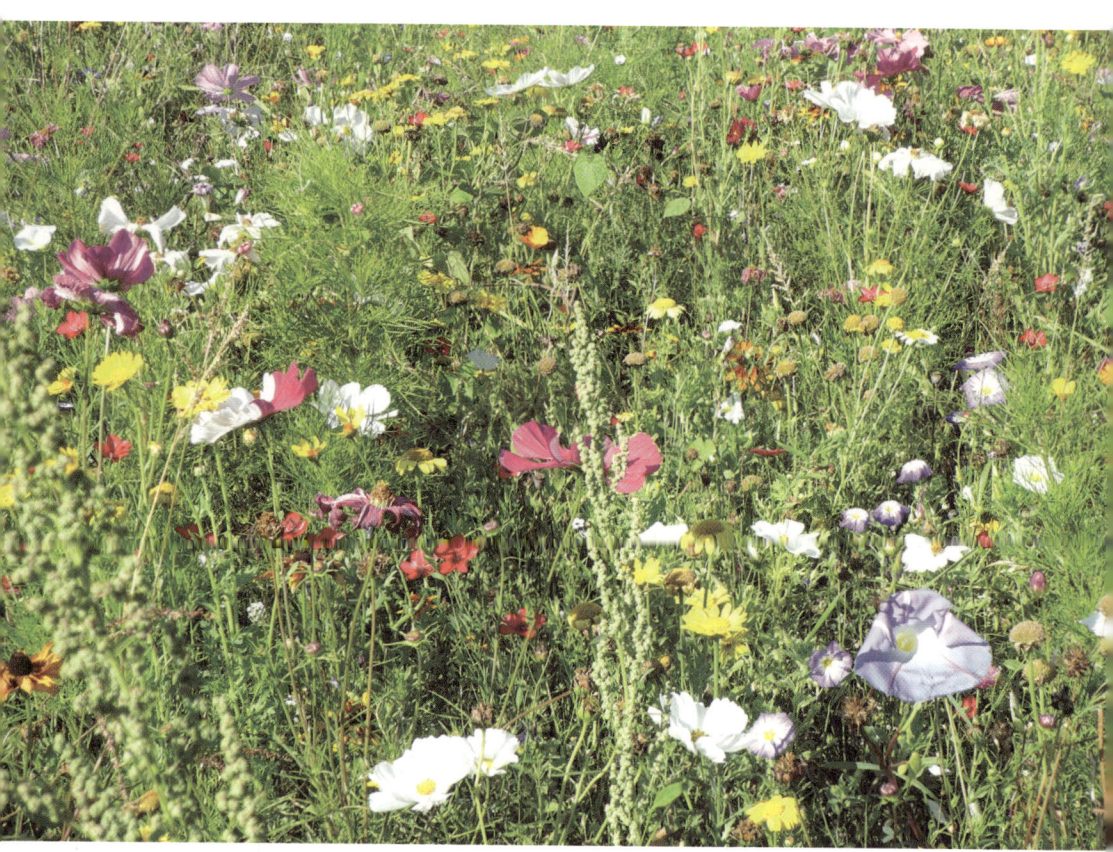

Bringen Sie Leben in Ihren Garten! Igel, Nachtigall, Hummel & Co. mögen vor allem heimische Pflanzenarten. Wählen Sie Pflanzen aus Ihrer Region. Ihre Gärtnerei berät Sie gern. Schmetterlinge locken Sie mit heimischen Wildpflanzen wie Kartäusernelke, Tüpfeljohanniskraut oder Wildem Majoran an. Warum also nicht wachsen lassen? Das hilft der Natur, spart Zeit, Geld, Dünger und Lärm.

Wiesen mit heimischen Blühpflanzen müssen nur zwei- bis dreimal jährlich gemäht werden. Dafür reicht bei kleineren Wiesen die Sense, häufigere Mäher können auch auf Handspindelmäher zurückgreifen – hier ist auch die Schnittqualität besser. Auf der nächsten Seite finden Sie sechs gute Gründe, den Rasen zur Blumenwiese werden zu lassen.

Kein Lärm Große Motormäher dürfen bis 103 Dezibel laut sein – vergleichbar einem PKW mit 90 Kilometer pro Stunde. Nutzer brauchen Ohrstöpsel, Tiere müssen fliehen. Alternative: Elektromäher. Für kleine Gärten haben sich die selbstmähenden, autonom und zudem noch mit Batterie betriebenen »Robotermäher« inzwischen bewährt.

Artenreichtum Ein Quadratmeter Rasen beheimatet ein Dutzend Gräser und drei Falterarten. Eine Blumenwiese bietet Raum für 3000 Pflanzen- und 10 bis 30 Schmetterlingsarten.

Frische Luft Alte Zweitakt-Benziner stoßen pro Liter Sprit so viele Schadstoffe aus wie 213 PKWs. Auch neue Viertakter haben hohe Stickoxid-Emissionen. Katalysatoren verändern die Schadstoffe nur gering.

Bodenentlastung Benziner belasten den Boden durch Restkraftstoff und Schmiermittel, häufiges Mähen kann mehr Düngung erfordern. Alternative: Handrasenmäher verwenden und altes Gras liegen lassen.

Weniger Materialverbrauch Rund 270 Teile und viele Kilo Metall stecken in jedem Mäher. Wenn's sein muss, warum nicht mit dem Nachbarn einen teilen?

Naturfreundlich Wer mit der Sense mäht, unterstützt das aussterbende Handwerk des Dängelns und mäht leise, CO_2-neutral und naturfreundlich. Und ganz besonders für Büroarbeiter zu empfehlen: der richtige Schwung, mit dem die Sense geführt werden will. Wenn man den draufhat, sieht es so mühelos aus wie ein guter Abschlag beim Golf. Und stärkt obendrein die Rückenmuskulatur.

SERVICE

Auf den folgenden Seiten finden Sie nützliche Adressen und interessante Literaturempfehlungen zum Weiterlesen.

NÜTZLICHE ADRESSEN

Umwelt, Klima & Nachhaltigkeit

www.bmub.bund.de Das deutsche Bundesministerium für Umwelt, Naturschutz, Bau und Reaktorsicherheit (BMUB) veröffentlicht im Internet Daten und Fakten zu Umweltthemen und -gesetzen. In Österreich stellt das Bundesministerium sein Informationsangebot unter www.bmlfuw.gv.at bereit.

www.umweltbundesamt.de Das Umweltbundesamt ist Deutschlands zentrale Umweltbehörde. Auf der Internetseite gibt es Fachinformationen zu Umwelt & Klima und die »Daten zur Umwelt«. In der Schweiz ist das Bundesamt für Umwelt BAFU die Umweltfachstelle des Bundes (www.bafu.admin.ch), in Österreich bietet das Umweltbundesamt unter www.umweltbundesamt.at Informationen zur Umweltsituation.

www.uba.co2-rechner.de Mit dem CO_2-Rechner des deutschen Umweltbundesamt können Sie Ihre persönliche CO_2-Bilanz ermitteln, mit dem Durchschnitt vergleichen und Veränderungen ausprobieren.

www.ressourcen-rechner.de Der Rechner des Wuppertal Instituts gibt Ihnen eine Einschätzung des ökologischen Rucksacks Ihres Lebensstils.

www.umweltrat.de Der deutsche Sachverständigenrat für Umweltfragen (SRU) berät die Bundesregierung zur Umweltpolitik. Hier finden Sie Umwelt- und Sondergutachten, Kommentare und Stellungnahmen.

www.wbgu.de Der Wissenschaftliche Beirat Globale Umweltveränderungen (WBGU) berät die Bundesregierung und veröffentlicht Vorschläge und Analysen zum Klimawandel und anderen Umweltproblemen.

www.nachhaltigkeitsrat.de Der Rat für nachhaltige Entwicklung unterstützt die Umsetzung der deutschen Nachhaltigkeitsstrategie und veröffentlicht Informationen rund ums Thema.

www.nachhaltigkeit.at Das österreichische Nachhaltigkeitsportal des Bundesministeriums für Land- und Forstwirtschaft, Umwelt und Wasserwirtschaft informiert über Grundlagen, Strategien und Projekte rund ums Thema.

Energie & Energiesparen

www.vzbv.de   Die Internetpräsenz der Verbraucherzentrale Bundesverband (vzbv) führt zu den Verbraucherzentralen der Bundesländer und bietet Informationen zu Umwelt, Energie, Energiesparinformationen und -beratungen.

www.ecotopten.de   Das Freiburger Öko-Institut steht für das Angebot der Plattform EcoTopTen. Von Haushaltsgeräten bis Beleuchtung, von Wärme bis Mobilität werden Empfehlungen zu Kauf und umweltfreundlicher Nutzung gegeben.

www.topprodukte.at Als Service der Klimaschutzinitiative des österreichischen Bundesumweltministeriums informiert diese Seite über die energiesparendsten,im Land erhältlichen Geräte und Produkte.

www.energieschweiz.ch   Beratung und Information zum Stromsparen, u. a. zu effizienten Geräten, energetischer Sanierung und Heizenergie bietet diese vom schweizerischen Bundesamt für Energie betreute Plattform.

www.die-stromsparinitiative.de   Die vom deutschen Bundesumweltministerium geförderte Initiative bietet Stromspartipps, Informationen zu Stromkosten und Vergleichswerte zum Stromverbrauch.

www.co2online.de   Die gemeinnützige Beratungsgesellschaft co2online bietet Informationen und konkrete Spartipps für Strom und Wärme sowie schnelle Checks von Verbrauch und Neugerätebedarf.

www.energiesparkonto.de   Die Seite ermöglicht eine Übersicht über den eigenen Energieverbrauch und zeigt, wo man sparen kann.

www.heizspiegel.de   Der Heizspiegel der co2online gGmbH, gefördert durch das BMUB, zeigt Informationen und Einsparpotenziale bei der Wärme im Haushalt.

www.dena.de   Die Deutsche Energie-Agentur dena bietet Informationen, Daten und Hinweise auf Fördermöglichkeiten zur Energieeinsparung in Gebäuden und Haushalt.

Konsum & Ernährung

www.test.de Verbraucherinformationen und Produkttests, auch mit Blick auf Energieverbrauch und Umwelteigenschaften, der unabhängigen Stiftung Warentest finden Sie in den Zeitschriften test, Finanztest und auf der Internetseite.

www.oekotest.de Auf der Internetseite und im gedruckten Magazin gibt es Informationen und Produkttests mit Blick auf gesundheitliche Risiken, Produktnutzen und Umweltverträglichkeit.

www.konsument.at Der Verein für Konsumenteninformation (VKI) veröffentlicht als österreichische gemeinnützige Verbraucherschutzorganisation in der Zeitschrift Konsument und auf der Internetseite Tests und Informationen und bietet individuelle Beratungen an.

www.konsumentenschutz.ch In der Schweiz bietet die gemeinnützige Stiftung für Konsumentenschutz (SKS) Merkblätter sowie Ratgeber und Beratungsangebote, unter anderem für mehr Nachhaltigkeit im Alltag.

www.zugutfuerdietonne.de Die Seite wird vom deutschen Bundesministerium für Ernährung und Landwirtschaft betrieben und bietet Informationen gegen das Wegwerfen von Lebensmitteln.

www.resterechner.de Simpel und schnell den Energieverbrauch für Essensherstellung, Transport und Lagerung berechnen.

www.dge.de Bei der Deutschen Gesellschaft für Ernährung (DGE) finden Sie Informationen rund um eine vollwertige Ernährung.

www.utopia.de/produktguide Tauschbörsen und Sharing-Plattformen bieten Alternativen zum Wegwerfen bzw. Ideen für gemeinsames Nutzen, Plattformen für Gebrauchtkauf sparen Müll, Ressourcen und oft auch Geld. Bei Utopia.de finden Sie entsprechende Listen mit Links.

Nicht mehr Benötigtes ist nicht immer reif für den Müll. Wer welche Spenden entgegennimmt, erfahren Sie vielerorts auf der Internetseite Ihrer Stadt- oder Kreisverwaltung, in Berlin z. B. unter www.berlin.de/umwelt/themen/abfall/verschenken-statt-wegwerfen

Mobilität

www.vcd.org   Eine kostenpflichtige Liste der umweltverträglichsten Autos stellt der Verkehrsclub Deutschland e. V. (VCD) jährlich zusammen. Zusätzlich finden Sie hier Tipps und Themen rund um den Verkehr.

www.autoverbrauch.at   Die Informationsplattform des österreichischen Umweltministeriums informiert über spritsparende Autos und alternative Antriebe.

carsharing.de   Carsharing-Angebote und Informationen zum Thema bietet die Internetseite des Bundesverbandes CarSharing.

www.oeko.de/forschung-beratung/themen/nachhaltiger-verkehr   Zum nachhaltigen Verkehr gibt es beim Freiburger Öko-Institut Studien und Fachinformationen von Carsharing bis Elektromobiltät.

www.emobil-umwelt.de   Auf der Seite lässt sich ausrechnen, wie viel CO_2 der Umstieg auf ein Elektroauto sparen würde.

www.atmosfair.de und www.myclimate.org   Bei diesen Anbietern können Sie die CO_2-Emissionen Ihrer Flüge ausgleichen.

www.ethicaltraveler.org   Die Organisation Ethical Traveler wählt jedes Jahr zehn Entwicklungsländer aus, in denen der Tourismus Wohlstand, Umwelt und Menschenrechte vor Ort stärkt.

CSR, Natur- und Tierschutz

www.test.de/thema/unternehmensverantwortung   Hier finden Sie Corporate Social Responsibility-Tests (CSR-Tests) der Stiftung Warentest (kostenpflichtig) unter anderem für Textilien, Hähnchenfleisch oder Orangensaft.

www.fair-spielt.de   listet Unternehmen auf, die sich für menschenwürdige Arbeitsbedingungen bei der Herstellung von Spielsachen einsetzen.

www.rankabrand.de   Die Seite bietet ein Ranking verschiedener Modemarken nach Gesichtspunkten der Nachhaltigkeit. Die Einschätzungen beruhen in der Regel auf Selbsteinschätzungen der Hersteller.

www.fischbestaende.portal-fischerei.de   Wie es um welchen Fisch steht, verrät diese Seite. Auf den Daten basieren die Empfehlungen der Fischratgeber von WWF und Greenpeace, die es auch als Apps für unterwegs gibt.

www.bund.net   Auf der Internetpräsenz des Bundes für Umwelt und Naturschutz Deutschland e. V. (BUND) finden Sie Informationen, Studien und Tipps rund um das Thema Naturschutz und Nachhaltigkeit. Global 2000 als die österreichische Schwesterorganisation finden Sie unter www.global2000.at, Pro Natura als die schweizerische unter www.pronatura.ch.

www.wwf.de und www.greenpeace.de Die Umweltschutzorganisationen bieten auf ihren Internetseiten vielfältige Informationen rund um die Themen Nachhaltigkeit und Umweltschutz.

Label & Siegel

www.siegelklarheit.de Informationen über Umwelt- und Sozialsiegel bietet das Portal des Bundesministeriums für wirtschaftliche Zusammenarbeit und Entwicklung (BMZ) und der Gesellschaft für Internationale Zusammenarbeit (GIZ).

label-online.de (auch als App) Einen Überblick über die verschiedenen Siegel bietet diese Website der Verbraucher Initiative e. V.

ZUM WEITERLESEN

Michael Bilharz, Umweltbundesamt: Klimaneutral leben. Verbraucher starten durch beim Klimaschutz. Berlin 2014.

Michael Bilharz: »Key Points« nachhaltigen Konsums. Marburg 2009.

Kate Blincoe: Green Parenting. Wie man Kinder großzieht, die Welt rettet und dabei nicht verrückt wird. München 2016.

Kirsten Brodde: Saubere Sachen. Wie man grüne Mode findet und sich vor Öko-Etikettenschwindel schützt. München 2009.

Bundesministerium für Umwelt, Naturschutz, Bau und Reaktorsicherheit: Stromspiegel für Deutschland 2016. Berlin, April 2016.

Bundesverband der Energie- und Wasserwirtschaft e. V. (BDEW): Stromverbrauch im Haushalt. Oktober 2013.

Anneliese Bunk, Nadine Schubert: Besser leben ohne Plastik. München 2016.

Co2online.de, Bundesministerium für Umwelt, Naturschutz, Bau und Reaktorsicherheit: Heizspiegel für Deutschland 2016. November 2016.

Rainer Grießhammer: Der Klima-Knigge. Energie sparen, Kosten senken, Klima schützen. Berlin 2007.

Frank Herrmann: FAIRreisen. Das Handbuch für alle, die umweltbewusst unterwegs sein wollen. München 2016.

International Panel on Climate Change: Climate Change 2014, Synthesis Report (englisch). Kernbotschaften auf deutsch unter: www.de-ipcc.de/de/200.php.

Bea Johnson: Zero Waste Home. Glücklich leben ohne Müll! Reduziere deinen Müll und vereinfache dein Leben. Kiel 2016.

Öko-Institut: CO_2-Einsparpotenziale für Verbraucher. Freiburg, Juni 2010.

Öko-Institut: Nachhaltig kochen! Die Kosten unterschiedlicher Ernährungsstile. Ein politisches Kochbuch des Öko-Instituts. Freiburg, Juli 2014.

Öko-Institut: Treibhausgasemissionen durch Erzeugung und Verarbeitung von Lebensmitteln. Freiburg 2007.

Niko Paech: Befreiung vom Überfluss. Auf dem Weg in die Postwachstumsökonomie. München 2012.

Presse- und Informationsamt der Bundesregierung: Ratgeber Energie. So gelingt die Energiewende im Alltag. Berlin, November 2014.

Stefan Rahmstorf, H.-J. Schellnhuber: Der Klimawandel. Diagnose, Prognose, Therapie. München 2012.

Rat für nachhaltige Entwicklung: Der nachhaltige Warenkorb. Einfach besser einkaufen. Ein Ratgeber. 5., komplett überarbeitete Auflage. Berlin, April 2015.

Sachverständigenrat für Umweltfragen (SRU): Umweltgutachten 2012. Verantwortung in einer begrenzten Welt. Berlin, Juni 2012.

Friedrich Schmidt-Bleek: Grüne Lügen. Nichts für die Umwelt, alles fürs Geschäft – wie Politik und Wirtschaft die Welt zugrunde richten. München 2014.

Stefan Schridde: Murks? Nein danke! Was wir tun können, damit die Dinge besser werden. München 2014.

Umweltbundesamt: Energiesparen im Haushalt. Berlin, August 2013.

Umweltbundesamt: Repräsentative Erhebung von Pro-Kopf-Verbräuchen natürlicher Ressourcen in Deutschland (nach

Bevölkerungsgruppen). Berlin, April 2016.
Umweltbundesamt: Computer, Internet
und Co. Geld sparen und Klima schützen.
Berlin 2009.

Umweltbundesamt: Sprit sparen und mo-
bil sein. 2. überarb. Aufl. Berlin, Februar
2009.

Harald Welzer: FUTURZWEI Zukunfts-
almanach 2015/16. Geschichten vom guten Umgang mit der Welt. Frankfurt 2014.

Wissenschaftlicher Beirat der Bundesregierung Globale Umweltveränderungen
(WBGU): Klimaschutz als Weltbürgerbe-
wegung. Sondergutachten. Berlin 2014.

Wissenschaftlicher Beirat der Bundesregierung Globale Umweltveränderungen
(WBGU): Kassensturz für den Weltklima-
vertrag. Sondergutachten. Berlin 2009.

WWF Deutschland: Klimawandel auf dem
Teller. Ernährung. Nahrungsmittelverlus-
te. Klimawirkung. Berlin, Oktober 2012.

WWF Deutschland: Nahrungsmittelver-
brauch und Fußabdrücke des Konsums in
Deutschland. Eine Neubewertung unserer
Ressourcennutzung. Berlin, März 2015.

WWF Deutschland: Der touristische Kli-
maabdruck. Bericht über die Umweltauswirkungen von Urlaub und Reisen. Berlin
2009.

ÜBER DIE AUTOREN

DER PRAGMATIKER Als Jugendlicher wollte **Marcus Franken**, 48, die Welt retten – und hat nach einer prägenden Zeit auf einem radikal-ökologischen Bauernhof das Studium der Umwelttechnik in Berlin gewählt. Der Arbeitsplatz »Ingenieurbüro« war es dann aber doch nicht – und so zog es ihn in den Umweltjournalismus. Nach einigen Jahren als Freier Journalist erfand er mit Kollegen das Umweltmagazin zeozwei, das er bis 2014 leitete.

Seine persönliche Ökobilanz: Gut im Großen, oft nachlässig im Kleinen. Die Familie der fünf Frankens wohnt mit einem alten WG-Freund zusammen – so werden viele Geräte und Umweltbelastungen ganz von selbst geteilt. Das Baugruppenhaus ist hocheffizient und der Weg ins Büro wird meist mit dem Rad erledigt. Geflogen ist er schon seit vielen Jahren nicht mehr; das liegt aber auch daran, dass Fliegen mit drei Kindern schnell sehr teuer ist – und Berge oder Nordsee noch lange nicht auserkundet sind. Absolute Perfektion strebt er nicht an: Wenn die Kinder mal Wiener Würste wollen, spart er sich den Vortrag über Massentierhaltung, und wenn sie mal das Licht brennen lassen, denkt er: ist ja immerhin Ökostrom.

DIE IDEALISTIN Mit Begeisterung für Bücher begann es. Als studierte Bibliothekarin zog es **Monika Götze**, 49, dann aber zu den Umwelt-Ingenieuren und mit fertigem Diplom als Energieexpertin zur Boston Consulting Group (BCG). Heute leitet sie das Büro eines Umwelt- und Energiepolitikers und schreibt Bücher rund ums Weltretten, etwa das »Energiesparbuch« der Stiftung Warentest.

Ihre persönliche Ökobilanz: Mit Mann und Kind wohnt es sich im Altbau dank dicker Wände und effizienter Geräte recht energiesparsam. Aufs Lichtausschalten und Kühlschrankschließen achtet schon der Nachwuchs, seit es mit dem »Spar-Watt«-Team 2012 einen Pokal bei den EnergieNachbarschaften gab. Klar, dass es am Küchentisch auch mal ums Klima geht, übrigens nicht immer einvernehmlich: Sie hätte es öfter gerne etwas wärmer in der Wohnung, er schätzt schon mal ein Stück Fleisch auf dem Teller. Gut, dass alle in der Familie regionale Radreisen der Fernreise vorziehen. Mit einem Flug in den letzten 12 Jahren ist die Mobilitätsbilanz überschaubar. Nur zum E-Book-Lesen konnte sie sich trotz besserer Ökobilanz noch nicht durchringen.

SUPERHELD ODER ÖKO-GANGSTER?
Die Auflösung

1 Kaffee oder Tee? Was ist besser fürs Klima?

a. 10   b. 0   c. 3

Pro Tasse verursacht Kaffee viermal so viel CO_2 wie Tee. Aber klar: Wer ohnehin wenig davon trinkt, muss sich den Genuss nicht verderben lassen. Man kann dann allerdings auf faire Arbeitsbedingungen und Bioanbau achten.

2 Was schätzen Sie, wie viel Plastik landet jedes Jahr im Meer?

a. 0   b. 10   c. 0

Sechs bis 10 Prozent des weltweit produzierten Plastiks gelangt ins Meer. Meist gerät es erst in Bäche und Flüsse und wird auf dem Weg zu winzigen Partikeln zerrieben, die im Meer riesige Strudel bilden. Plastik direkt ins Meer zu kippen ist praktisch weltweit verboten.

3 Ist das Klima noch zu retten?

a. 0   b. 0   c. 10

Es gibt keinen Grund, den Kopf in den Sand zu stecken. Aber der Weg von den fossilen Brennstoffen wie Kohle und Öl hin zu weniger Energieverbrauch und Erneuerbaren Ressourcen ist lang. Aber es ist den Schweiß der Edlen wert.

4 Was ist besser: Einweg- oder Stoffwindeln?

a. 0   b. 0   c. 10

Ökologisch gleichwertig. Was bei den Einwegwindeln an Rohstoffen verbraucht wird, geht bei den Stoffwindeln für das Waschen wieder drauf.

5 Die beste Ökobilanz hat Milch ...

a. 0   b. 5   c. 10

Lange Transporte und das aufwändige Spülen bei den Pfandflaschen führen dazu, dass ihre Ökobilanz kaum noch besser ist als die von Einweg-Tetra Paks. Am ökologischsten wird Milch in Schlauchbeuteln verpackt – die brauchen sehr wenig Material. Und lassen sich in der Müllverbrennung schadstofffrei verbrennen.

6 Wie gut kennen Sie Ihre Waschmaschine?

a. 3   b. 10   c. 3

Elektrogeräte gebraucht zu kaufen oder von zu Hause mitzunehmen ist gut. Noch besser ist es, ganz alte Modelle dann auch mal gegen sparsame neue Geräte auszutauschen. Die Energieeinsparung gleicht den Herstellungsaufwand aus.

7 Woher stammt Ihr Strom?

a. 0   b. 10   c. 10

Ob selbst gemacht oder vom Ökostromer: Der Umstieg von Normalstrom auf Energie aus Sonne und Wind lässt sich spielend leicht machen, kostet wenig und senkt die eigenen Klimaemissionen auf einen Schlag um bis zu 10 Prozent.

8 Hühnchen, Schwein oder Kalb – Was essen Sie am liebsten?

a. 10   b. 0   c. 5

Unsere Ernährung macht rund ein Sechstel unserer CO_2-Emissionen aus. Und ein Kilo Rindfleisch verursacht einen etwa 100-mal so hohen Klimagasausstoß wie ein Kilo frisches Gemüse. Geflügel- und Schweinefleisch brauchen immerhin das 20-Fache. Weniger Fleisch ist also mehr Klimaschutz.

9 Sind Sie ein Technik-Freak?

a. 0   b. 5   c. 5

Ein stolzes Drittel trägt unser Konsum-Stil zur persönlichen Klimabilanz bei. Wenig-Konsumierer haben mehr Platz in der Wohnung und senken gleichzeitig die CO_2-Emissionen.

10 Wie kaufen Sie ein?

a. 0   b. 7   c. 10

Klar: Fleischlos-bio-saisonal-regional ist super für das Klima. Aber bei den meisten Nahrungsmitteln ist zumindest der Klimavorteil von Bio gering. Und für alle, die c) gewählt haben: Achten Sie darauf, dass Sie mit Ihrem Rigorismus nicht ihre Freunde vergraulen. Die brauchen Sie auch in Öko-Hinsicht: Zum Beispiel zum Wohnungs-Teilen.

11 Was tun Sie für die Umwelt?

a. 0   b. 3   c. 10

Internetseiten, auf denen man seine persönliche Klimabilanz berechnen kann, zeigen: Als hoch engagierter Einzelner kann man seine Emissionen gerade mal um die Hälfte senken. Daher muss die Politik die Rahmenbedingungen ändern. Und dafür braucht es umweltbewusste Wähler und starke Umweltgruppen.

12 Geizen für die Umwelt – welcher Tipp spart Geld?

a. 10   b. 10   c. 10

Wollten Sie drei Kreuze machen? Richtig. Stimmt alles.

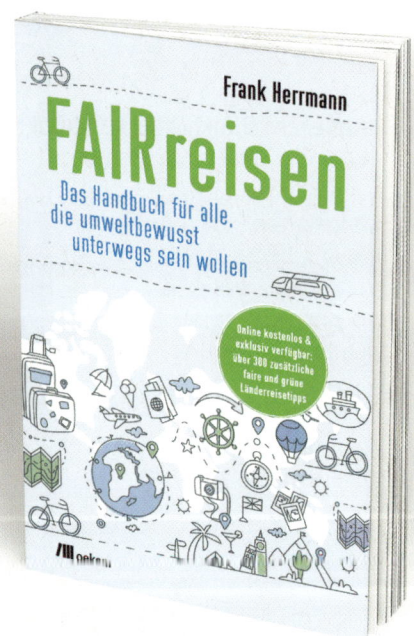

1, 2, 3 – plastikfrei

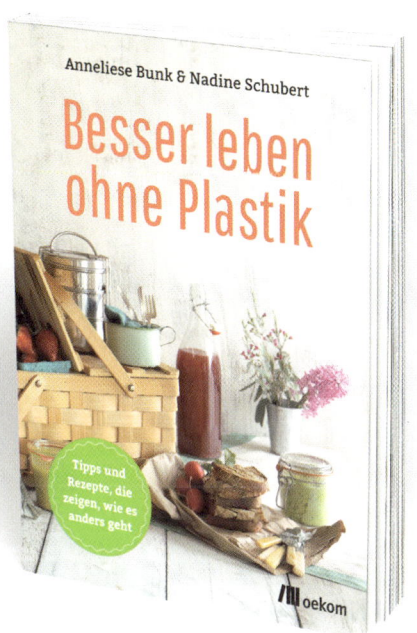

Anneliese Bunk, Nadine Schubert

Besser leben ohne Plastik

oekom verlag, München
112 Seiten, Broschur,
12,95 Euro
ISBN: 978-3-86581-784-6
Auch als E-Book erhältlich

»Niemand muss Plastik kaufen.«

Plastik ist heute buchstäblich überall, selbst in unserer Nahrung und im Trinkwasser. Aber geht es wirklich nicht ohne? Die Autorinnen haben sich diese Frage vor zwei Jahren gestellt – und leben heute annähernd plastikfrei. In ihrem Buch zeigen sie, wie und wo man im täglichen Leben Plastik einsparen und ersetzen kann – angefangen beim bewussten Einkauf bis hin zum Selbermachen von Produkten, die man »plastikfrei« nirgends bekommt. Der ultimative Ratgeber für alle, die ein gesundes Leben mit natürlichen Materialien führen wollen.

oekom.de   DIE GUTEN SEITEN DER ZUKUNFT

/III oekom